Manfred Köhnlechner

Vermeidbare Operationen

Die verschenkte Chance

Droemer Knaur

1. bis 50. Tausend

Schutzumschlag: Atelier Blaumeiser
Gesamtherstellung: Druck- und Buchbinderei-Werkstätten
May & Co Nachf., Darmstadt
Printed in Germany
ISBN 3-426-04580-X

Inhalt

»Die Chirurgen, die mehr eines Kindes als eines Löwen Herz haben, sind mir die lieberen.«

Ernst von Bergmann

Die verschenkte Chance

Es muß zur Selbstverständlichkeit werden, eine arterielle Durchblutungsstörung wie das »Raucherbein« durch Injektionen mit einem Ozon-Sauerstoff-Gemisch in die Leistenbeuge (Arteria femoralis) zu behandeln. Und zwar vor jeder Operation – denn die Operation wird danach häufig nicht mehr notwendig sein.

Es muß zur Selbstverständlichkeit werden, eine Augenerkrankung wie das chronische Glaukom durch fachärztlich kontrollierte Akupunktur zu behandeln. Und zwar vor der Operation – denn selbst hier wird danach manche Operation nicht mehr notwendig sein.

Es muß zur Selbstverständlichkeit werden, eine Trigeminusneuralgie durch eine Injektion mit einer procainhaltigen Lösung an die Trigeminuswurzel (Ganglion sphenopalatinum oder Gasseri) zu behandeln. Und zwar vor jeder Operation – denn diese Operation wird danach oft nicht mehr notwendig sein.

Darum geht es. Um die gebotenen Chancen. Die heute noch in der Regel verschenkte Chancen sind und zu Operationen führen, die leicht zu vermeiden gewesen wären, bei richtiger Kenntnis und richtiger Anwendung der zur Verfügung stehenden Methoden.

Methoden wie Ozontherapie, Akupunktur und Neuraltherapie sind ein bislang so gut wie ungenutztes Potential für alle Ärzte. Wie ich glaube und wie mir täglich im Rahmen der mir möglichen Erfahrung bestätigt wird, geschieht diese mangelnde Nutzung zum Schaden des Patienten.

Das ist wohl nicht zu verantworten. Von Jahr zu Jahr klettert in allen sogenannten Kulturländern die Prozentzahl der Kranken innerhalb der Gesamtbevölkerung unaufhaltsam in die Höhe. Die chronischen Krankheiten, die früher oder später zur Operation führen können, nehmen einen immer breiteren Raum ein. Die Medizin hat keine Chancen zu verschenken.

Deshalb soll der Patient alle ihm gebotenen Möglichkeiten erfahren, und darum soll der Arzt über alle ihm zur Verfügung stehenden Möglichkeiten informiert sein. Deshalb dieses Buch.

Es ist ein Angebot an Patient und Arzt.

Es ist ganz gewiß kein aus Besserwisserei geborener Vorwurf über ärztliche Versäumnisse und Fehler, kein Angriff auf die Medizin schlechthin.

Von mir wird keine Ersatzmedizin propagiert, die auch nur eine einzige Methode der klassischen Medizin außer Kraft setzen will. Vielmehr wird eine zusätzliche, eine ergänzende Art der Behandlung dringlich empfohlen, eine, die geeignet ist, eine Lücke im Bereich der medizinischen Behandlung zu schließen.

Mein mit diesem Buch unternommenes Bemühen, in Zukunft einige Operationen vermeidbarer zu machen, ist deswegen auch in keiner Weise mit dem absurden Versuch verbunden, generelle Zweifel an der Fähigkeit und dem Wissen der Chirurgen anzumelden.

Angriffe auf »die« Chirurgie wären Kämpfe gegen Windmühlenflügel. Chirurgie ist unabdingbar notwendig. Als Notfall-Chirurgie, in der Orthopädie und bei Krebsleiden, um nur einige Gebiete herauszugreifen, ist die Chirurgie bis jetzt durch nichts zu ersetzen.

Ich stelle mich also nicht hin und verlange, man solle einen mit Schädelbasisbruch und gebrochenen Beinen in das Krankenhaus eingelieferten Verletzten mit chinesischen Kräutern behandeln. Obgleich auch das geschieht. Jedenfalls noch vor etwa zwanzig Jahren in China geschehen ist, wie Dr. Leung Tit Sang, ein Professor der Akupunktur in Hongkong, seinerzeit in einem Vortrag ausführte:

»Diese Kräuterheiler verwenden getrocknete und auch frische

Kräuter. Ihr Fachgebiet sind Verletzungen. Vielleicht hat jemand einen mehrfachen Schädelbruch mit schwerer Gehirnerschütterung erlitten und ist bewußtlos. Eine winzige Gabe Kräuterpulver wird ihn zum Bewußtsein bringen, ohne daß er Schmerzen empfindet. Alle Wund- und Bruchstellen bekommen täglich Kräuterpackungen, ebenso werden Kräutermittel eingenommen. Heilung wird oft in erstaunlich kurzer Zeit erreicht. Diese ›Unfall-Kräutler‹ wissen alle Knochenbrüche meisterhaft zusammenzufügen und auszuheilen, ohne jemals einen Gipsverband zu machen.«

Niemand soll erwarten, daß ich nun jeden Operationssaal in einen Kräuterladen umfunktionieren will oder das Skalpell für völlig überflüssig erkläre.

Die atemberaubende Entwicklung, die in den letzten hundert Jahren in der Chirurgie vorgegangen ist, hat Leistungen erbracht, die millionenfach Leben zu retten vermögen. Seitdem es gelungen ist, die Schrecken der Infektion und die Schrecken der Schmerzen durch verbesserte Keimfreiheit und verbesserte Narkosetechnik weitgehend zu bannen, hat die Chirurgie die Medizin von Grund auf verwandelt.

Aus den neuen Möglichkeiten erwuchsen neue Techniken, und aus den neuen Techniken erwuchsen wiederum neue Möglichkeiten. Heute sind chirurgische Eingriffe durchführbar, die vor einigen Jahren noch als Phantasterei abgetan worden wären. Und was heute noch als Phantasterei bezeichnet wird, kann in einigen Jahren einmal zum Alltag des Chirurgen gehören: der perfekte Reparaturservice für Verschleißteile des menschlichen Körpers, vorgenommen bei gesetzlich angeordneten Fünfjahresinspektionen; vielleicht mit in den Paß eingeklebter Plakette vom »Medizinischen Überwachungsverein«.

Chirurgie sollte aber etwas anderes sein als ein technisch sensationeller Ersatzteildienst zur Erhaltung von menschlicher Existenz statt menschlichen Lebens. Chirurgisches Können und chirurgisches Handeln sollten nicht immer identisch sein: Den guten Chirurgen erkennt man sicherlich an dem, was er nicht operiert.

Die gewisse Operationsfreudigkeit in allen zivilisierten Ländern hat viele Gründe. Ich sehe allerdings nur mit Mißbehagen jene Berichte, in denen die Operation als Konsumartikel betrachtet wird. Mir ist marktwirtschaftliches Denken wahrhaftig nicht fremd, und das Gesetz von Nachfrage und Angebot macht auch vor der Medizin nicht halt. Aber es widerstrebt mir, anzunehmen, daß tatsächlich überall dort, wo eine größere Dichte von Chirurgen pro Kopf der Bevölkerung vorhanden ist und wo noch dazu Einkommen und Sozialstatus der Bevölkerung überdurchschnittlich hoch sind, allein aus diesem Grund auch die Zahl der »konsumierten« chirurgischen Eingriffe deutlich über dem Durchschnitt liegt, wie behauptet wird.
In Amerika werden nicht nur Rechtsanwälte, Geistliche und Manager häufiger operiert als der Durchschnitt der Bevölkerung, auch Ärzte und deren Familienangehörige kommen öfter unter das Messer. Besonders Ärztefrauen wird erstaunlich häufig die Gebärmutter oder der Blinddarm entfernt, wofür ganz bestimmt keine zwingenden medizinischen Gründe vorhanden sein dürften.
Es steht mir kein Urteil darüber zu, inwieweit sich diese Angaben auf die Verhältnisse in Europa und besonders auf die in der Bundesrepublik übertragen lassen.
Ganz ohne Frage jedoch führt die auch bei uns zu beobachtende allgemein steigende Häufigkeit von chirurgischen Eingriffen zu einer Reihe von Problemen.
Zuerst einmal: Es gibt keine Operation ohne Risiko. Durch verbesserte Narkose- und Operationstechnik wurde das Risiko zwar grundsätzlich gesenkt, andererseits werden gerade wegen der verbesserten Narkose- und Operationstechnik heute viel mehr ältere und schwerkranke Menschen operiert als früher, was die Risiken wiederum drastisch erhöht.
Auch die einfachste Vollnarkose ist ein Eingriff, der nach amerikanischer Statistik in einem von fünfzehnhundert Fällen tödlich verläuft. In der Bundesrepublik besteht zudem noch an vielen mittleren und kleineren Kliniken ein bedeutender Mangel an ausgebildeten Anästhesisten.

Als Ignaz Philipp Semmelweis in der Mitte des vorigen Jahrhunderts die Begriffe der Keimfreiheit, der Asepsis, in die Chirurgie einbrachte und dadurch unendlich viele Leben rettete, genügten noch die Maßnahmen, Hände, Instrumente und Verbandsstoffe keimfrei zu machen, um das Kindbettfieber zu verhüten. Heute sind Hygiene-Ärzte um eine derart lückenlose Asepsis in den Operationszonen bemüht, daß selbst Eingriffe möglich werden, die früher wegen der dabei drohenden Infektion zwecklos schienen. Nicht immer glückt dieses Bemühen, und an manchen kleineren Kliniken hat man noch nie einen Hygiene-Arzt gesehen.

Einige Lücken in der Krankenhaushygiene haben zu einem Krankheitsbegriff geführt: bakteriologischer Hospitalismus. Bakterien werden von Patienten auf Personal und von Personal auf Patienten übertragen, weswegen als Vorbeugung ein Schutz mit Antibiotika empfohlen wird. Nur sind die Bakterien leider meistens resistent gegen Antibiotika und breiten sich daher immer mehr aus.

Eine Operation kann schließlich zwar das Ende für alte Beschwerden bedeuten, aber auch den Anfang für neue.

Daß Ärzte nicht nur Krankheiten heilen, sondern auch Krankheiten schaffen, sollte niemanden mehr überraschen. Prof. R. Nissen von der Chirurgischen Universitätsklinik in Basel schreibt: »Wir sollten nicht daran vorbeigehen, daß es Krankheiten des medizinischen und des chirurgischen Fortschrittes gibt: Leiden, die mehr der Therapie als der behandelten Krankheit zu verdanken sind und deren Beurteilung heute und in der Zukunft eine nüchterne – nicht verzerrende, aber auch keine bagatellisierende – Untersuchung durch unsere beiden Disziplinen notwendig macht.«

Wie sehr die Innere Medizin und die Chirurgie gemeinsam an der Schaffung von Krankheiten beteiligt sein können, macht ein berühmter Fall deutlich:

Ein Mann mittleren Alters hatte einen gewöhnlichen Schnupfen und erhielt vom Arzt deswegen eine Penizillinspritze. Er reagierte auf das Penizillin allergisch, deswegen erhielt er gegen die Allergie eine Cortisonbehandlung, die Folge der Cortisonbehandlung wiederum waren Magengeschwüre. Die Geschwüre bluteten so stark, daß er Blutübertragungen erhielt. Die Chirurgen entfernten den größten Teil des Magens. Daraufhin stellte sich bei dem Patienten als Folge der Operation ein sogenanntes Dumping-Syndrom ein, und der Patient wurde von Verdauungs- und Kreislaufstörungen geschwächt. Zusätzlich erkrankte der Mann an einer ansteckenden Gelbsucht, denn bei der Blutübertragung hatte man mit dem Konservenblut Hepatitisviren mit übertragen. Die Hepatitis führte zu einer Leberzirrhose. Als man dem Mann wegen seiner Verdauungsstörungen große Mengen an Eiweiß verordnete, erlitt er ein Leberkoma und starb.

Der Fall ist berühmt, und er stimmt nicht. Er entstammt der Phantasie eines amerikanischen Arztes namens David M. Spain. Er hatte ihn nur erfunden, um einem Kollegen zu demonstrieren, wie Ärzte einen Mann, der nichts als einen Schnupfen hatte, zu Tode kurieren können.

Die Demonstration machte solchen Eindruck, daß Prof. Spain ein Buch über das Thema schrieb, das er »Iatrogene Krankheiten« nannte. »Iatros« heißt Arzt, und »-genes« bedeutet herrührend von.

Iatrogene Krankheiten sind auch bei uns keine Seltenheit. Je nach Autor und Quelle kann man annehmen, daß 10 Prozent, ein Viertel oder die Hälfte aller Krankenhauspatienten unter iatrogenen Krankheiten leiden.

Die Chirurgen können gar nicht anders, als durch ihre Tätigkeit zwangsläufig in einem gewissen Maße an der Vermehrung iatrogener Krankheiten mitschuldig zu werden.

Um eine der weniger beachteten Folgen zu nennen: Eine Operation ist in der Regel auch eine Verletzung, es wird eine Wunde geschaffen, die später vernarbt. Jede Narbe kann zu einem Störfeld werden und die verschiedensten Erkrankungen über einen langen Zeitraum hinweg verursachen. Auch Ärzte, die nicht neuraltherapeutisch denken und Störfelder nicht zur Kenntnis nehmen, könnten durch einfache Messungen von unterschiedlichen bioelektrischen Spannungen an den Narben und dem umgebenden Hautgebiet zumindest die bestehende Möglichkeit einer krankhaften Veränderung feststellen.

Die »postoperativen Beschwerden«, die nach einer Operation auftreten können, reichen von belanglosen Störungen des Wohlbefindens bis zum völligen Verlust eines nie zu vernachlässigenden Wertes: der Lebensqualität.

Jede Operation ist mit dem Risiko verbunden, daß ihr Schmerzen und Leiden folgen, ganz abgesehen von der finanziellen Last, die sich für den betroffenen Patienten ergeben kann.

Und mit jeder Operation geht der Patient das Risiko ein, an den Folgen des Eingriffs zu sterben. Dank des immensen Könnens der Chirurgen und der Möglichkeiten der modernen Technik ist es gelungen, die Todesrate trotz der hohen Zahl schwierigster Eingriffe an alten oder schwer geschädigten Patienten relativ niedrig zu halten.

Nach Angaben des Anästhesisten Prof. Horst Lutz, Mannheim, werden in den Krankenhäusern der Bundesrepublik alljährlich über eine Million Menschen operiert – und an den Folgen der Operationen sterben in den ersten vier Wochen danach etwa dreißigtausend Menschen.

Prof. Lutz macht geltend, daß die Todesrate um die Hälfte gesenkt werden könnte – daß demnach in der Bundesrepublik jährlich fünfzehntausend Menschen nicht an den Folgen einer Operation sterben müßten –, wenn die chirurgischen Eingriffe unter einer besseren medizinischen Vorbereitung mit einer gründlicheren Voruntersuchung der Patienten durchgeführt werden würden.

Das entzieht sich meiner Kenntnis. Mein Thema ist nicht die Verbesserung von Operationstechniken, dafür besitze ich keinerlei Qualifikation. Mein Thema ist die mögliche Vermeidung von Operationen.

Es wäre zu einfach, für eine Vermeidung von Operationen mit jenen Argumenten einzutreten, die in Amerika – zum Teil auch

in den Reihen der Chirurgen – laut geworden sind: Chirurgie richte sich nach Angebot und Nachfrage, nach dem Einkommen des Patienten – und nicht immer nach der medizinischen Notwendigkeit.
In einem Artikel der Frankfurter Allgemeinen Zeitung wurde im Zusammenhang mit diesen Argumenten die Frage gestellt, »ob wir in der Bundesrepublik angesichts unserer außerordentlich hohen Zahl an Krankenhausbetten und unserer großen Arztdichte auf vielen Gebieten nicht schon längst medizinisch überflüssige Leistungen konsumieren. Solange entsprechende Untersuchungen in der Bundesrepublik fehlen, ist dieser Verdacht nicht auszuräumen.«
Ich halte diese Gefahr für äußerst gering. Ich kann mir nur im Ausnahmefall vorstellen, daß ein Chirurg mit dem Skalpell in der Hand den vermögenden Patienten wie ein Metzgermeister hinter der Theke fragt: »Darf es für tausend Mark mehr sein?«
Wenn ich dafür eintrete, daß Operationen vermieden werden können, dann geschieht das aus sachlicheren und aus medizinischen Gründen.
Mein Gebiet sind vor allem chronische Erkrankungen, die nach vergeblicher Behandlung durch die konservativen Methoden der klassischen Medizin als nicht mehr beeinflußbar gelten. Ich trete dafür ein, daß in diesen geeigneten Fällen die Methoden angewendet werden, die bis jetzt noch zu den Grenzmethoden der Medizin zählen: Akupunktur, Neuraltherapie, Ozontherapie, Enzymtherapie, Chirotherapie und einige weitere ergänzende Methoden.
Mit diesen individuell und vom ausgebildeten Arzt im geeigneten Fall kombiniert angewendeten Methoden ließe sich theoretisch etwa jede siebente Operation in den zivilisierten Ländern vermeiden. Das wären Operationen, die jährlich in die Millionen gehen.
Statistiken haben immer nur einen relativen Wert, sie sind sämtlich manipulierbar. Chirurgische Statistiken sind noch unsicherer wegen der jeweils schlecht zu vergleichenden Zusammensetzung

des Patientengutes und der unterschiedlichen Operationsmethoden. Auch die Persönlichkeit des jeweiligen Chirurgen färbt bereits die Operation zu einem subjektiven Vorgang.
In der Bundesrepublik herrscht daher eine große Zurückhaltung gegenüber allen umfassenden oder vergleichenden Statistiken bei bestimmten chirurgischen Eingriffen.
Welche Unruhe solche statistischen Untersuchungen hervorrufen können, zeigt das Beispiel einer Untersuchung über die Häufigkeit der Blinddarmoperationen, das im entsprechenden Kapitel dieses Buchs genauer erläutert wird.
Andererseits verfügen wir bei allen Argumenten über Erfolg oder Mißerfolg einer Methode nun einmal über kaum etwas anderes als die statistische Zahl oder aber den exemplarischen Einzelfall. Deshalb muß auch mir gestattet sein, davon Gebrauch zu machen. Wohl wissend um die Schwächen, die einem solchen Vorgehen anhaften können.
Wenn ich in der relativ kurzen Zeit meiner praktischen Tätigkeit 38 unter starken Gallenkoliken leidende und einer Gallenblasenoperation entgegensehende Patienten behandelt habe und davon immerhin 36 Patienten beschwerdefrei machen konnte, dann sehe ich das als ein durchaus nennenswertes Ergebnis an.
Eine in meiner Praxis und durch die von mir vorgeschlagene Behandlung danach auch in ärztlicher Praxis in Hunderten von Fällen der Trigeminusneuralgie verzeichnete Erfolgsquote zwischen 70 und 80 Prozent kann wohl nicht als Zufall oder Folge einer Suggestion oder Spontanheilung abgetan werden.
Noch weniger ist das bei Resultaten möglich, die bei der Behandlung peripherer arterieller Durchblutungsstörungen (Raucherbein) mit Ozontherapie erzielt wurden: Bei 288 Patienten mit mittleren Durchblutungsstörungen wurde Beschwerdefreiheit in 251 Fällen erreicht, bei 108 Patienten mit schweren Durchblutungsstörungen bis zur anstehenden Amputation wurde in 73 Fällen die Gehleistung von wenigen Metern oft auf Kilometer verbessert und jede Operation bislang vermieden.
Vielleicht waren es gerade diese dramatischen Ereignisse, in

denen der Patient durch eine Reihe von ozontherapeutischen Injektionen noch vor der drohenden Amputation des Beins bewahrt werden konnte, die mir erst richtig deutlich machten, in wie vielen Fällen hier nicht nur Erkrankungen beseitigt, sondern damit auch Operationen vermieden werden können.
Denn nach der vergeblichen Behandlung durch Medikamente und andere konservative Maßnahmen bleibt gerade den Patienten mit chronischen Leiden sonst nur noch der Ausweg einer Operation.
Wenn die Behandlung dieser Patienten nach den in diesem Buch vorgeschlagenen Methoden zwischen eine erfolglose konservative und eine notgedrungen operative Behandlung geschaltet würde, dann wäre das angestrebte Ziel erreicht.
Noch absoluter hat das einmal Prof. Nissen formuliert: »Es sollte das Ziel der Chirurgie sein, sich selbst überflüssig zu machen. Das wird in seiner Totalität ein frommer Wunsch bleiben; was aber daran erfüllbar ist, gehört ins Gebiet eines Fortschrittes einer internistisch-chirurgischen Zusammenarbeit.«
Leider ist auch der Fortschritt einer internistisch-chirurgischen Zusammenarbeit vielfach noch ein frommer Wunsch. Das hindert mich nicht daran, darauf zu hoffen, daß im Rahmen dieser idealen Zusammenarbeit einmal wirklich allen Methoden ein Platz zugeordnet wird, auch denen, die nicht mehr aufzuweisen haben als ihre Wirksamkeit und Unschädlichkeit.
Es sind jene Methoden, die ich bereits ausführlich in dem Buch »Die machbaren Wunder« beschrieben habe und deren Wesen ich nur ganz kurz umreißen kann.
Zum Beispiel die Akupunktur: Sie ist die seit fünf Jahrtausenden praktizierte Methode, durch das Einstechen feiner Nadeln in bestimmte Punkte des Körpers eine auf den gesamten Organismus wirkende Energieverlagerung herzustellen. Statt Energieverlagerung – mit den Begriffen der chinesischen Energie Yin und Yang verknüpft – kann man auch etwas westlicher vom »Ausgleich des bioelektrischen Potentials« sprechen. Jede Zelle in unserem Körper ist einer winzigen Batterie vergleichbar und be-

sitzt eine elektrische Spannung (im gesunden Zustand etwa 40 bis 90 Millivolt). Durch die Nadelung bestimmter Akupunkturpunkte können gezielt Spannungen erhöht oder verringert werden. Im Normalfall wird man einen Ausgleich der Spannungen anstreben. Wird Akupunktur jedoch als Narkosehilfsmittel eingesetzt, dann werden künstlich elektrische Spannungsausfälle hergestellt, indem ein elektrischer Pol ausgeschaltet wird. Löst man in einem Stromkabel den Plus- oder Minuspol, so wird kein Strom mehr geleitet. Bei der Akupunktur-»Narkose« wird auf ähnliche Weise die Schmerzleitung zum Teil unterbrochen. Bis jetzt ist die Nutzung dieser Methode bei großen chirurgischen Eingriffen noch eine aufsehenerregende Ausnahme, wie sie von Dr. Herget in Gießen in erstaunlicher Perfektion gezeigt wird. Es wird nicht dabei bleiben. Auch in der Inneren Medizin findet die Akupunktur zunehmend Eingang und wird als ernst zu nehmende Therapie anerkannt und nicht länger als fernöstliche Kuriosität bewitzelt. In der Bundesrepublik hat sich eine von der Bundesärztekammer unterstützte ärztliche Kommission gebildet, die sich in einem großangelegten Programm mit den wissenschaftlichen Grundlagen der Akupunktur befaßt. In anderen europäischen Ländern sind ähnliche Bestrebungen zu registrieren, sogar in den streng schulmedizinisch ausgerichteten Vereinigten Staaten von Amerika wird der Akupunktur eine echte Chance eingeräumt.

Zweites Beispiel: Neuraltherapie. Auch hier erfolgt eine Art Gesamtumstimmung, die sich bis in jede Zelle des menschlichen Organismus hinein auswirken kann. Sie wird erzielt über das vegetative Nervensystem, das in seinen Bahnen bis an jede einzelne Zelle heranreicht. Injektionen mit einer geringen Menge eines procainhaltigen Mittels an bestimmte Stellen des Körpers vermögen über eine kurzfristige »Blockade« eines Nervs oder Nervengebietes Fehlsteuerungen des vegetativen Nervensystems zu regulieren. Procain ist ein Mittel, das bereits seit vielen Jahren zur örtlichen Betäubung – etwa bei Zahnbehandlungen – Verwendung findet. Nicht nur Injektionen an Nerven oder Nervenknoten können diese regulierende Wirkung auslösen, sondern auch Injektionen an sogenannten Störfeldern: Zähne, Mandeln oder jede noch so winzige Narbe. Die Ähnlichkeit des Prinzips mit dem der Akupunktur ist auffallend. Nur kann man die Neuraltherapie als die härtere, schnellere, westliche Schwester der Akupunktur bezeichnen: Der Erfolg zeigt sich bisweilen schon in der Sekunde des Einstichs. Daß die Akupunktur bei fast allen Krankheiten, die es überhaupt gibt, Anwendung finden kann und in China auch findet, vermögen westliche Ärzte zumindest in der Theorie noch einzusehen. Sie sollten das gleiche Verständnis der Neuraltherapie entgegenbringen und sie nicht wegen ihrer verblüffenden Vielseitigkeit ablehnen. Man sollte sich hier nicht mehr auf den 1902 verstorbenen Virchow berufen, wahrscheinlich wäre Virchow heute sogar ein überzeugter Neuraltherapeut.

Drittes Beispiel: Ozontherapie. Eine Therapie, die vor rund vierzig Jahren von der Universität (Prof. Payr, Leipzig) gekommen ist und in absehbarer Zeit an die Universitäten zurückkehren sollte. Behindert durch technische Unzulänglichkeiten und falsche Anwendung, geriet die Ozontherapie in Verruf und wird heute noch deswegen mit Vorurteilen belastet, die längst nicht mehr gerechtfertigt sind. Professoren lehnen die Ozontherapie ab, weil sie sich für Kenner dieser Therapie halten. Sie kennen jedoch nur die vergangenen Mängel und ganz gewiß die verfehlten Anwendungstechniken. Der Abbau dieser fest eingefahrenen Mißverständnisse wird schwieriger sein als die Überzeugung der Patienten von der Richtigkeit der Methode. Denn für die Ozontherapie spricht ein starkes Argument: sie wirkt. Injektionen mit einem genau dosierten Gemisch von Ozon und reinem Sauerstoff, je nach Erkrankung in die Arterien, in die Venen oder in die Muskeln verabfolgt, bringen oft selbst in verzweifelten Fällen noch Hilfe. Ich möchte nicht auf das von anderen Ozontherapeuten als zukunftsreich angesehene Gebiet der Krebsbehandlung eingehen – dieser Bereich ist aus meinem Buch völlig ausgeklammert und wird von mir auch sonst nicht verfolgt.

Ich sehe die wertvollste Aufgabe der Ozontherapie vielmehr in der Behandlung arterieller Durchblutungsstörungen. Dabei kann ich mich auf Angaben stützen, wie sie seit etwa fünfzehn Jahren in der Chirurgischen Universitätsklinik in Sofia erarbeitet werden. Dort hat man – frei von den Fehlschlägen veralteter Methoden und Geräte – mit modernen Ozonosangeräten Erfolge erzielt, die in der Bundesrepublik in den Bereich der Fabel verwiesen werden würden. Es geht nicht an, Heilerfolge anzuzweifeln, nur weil sie von bulgarischen und nicht von bundesdeutschen Ärzten erzielt worden sind. Bulgarien ist nicht nur das Land des gesunden Kefirs und Knoblauchs, es ist auch das Land des ungesunden Tabaks. An Patienten, die an einem Raucherbein leiden, herrscht dort gewiß kein Mangel. Die langjährige Erfahrung mag mit eine Rolle spielen bei den Erfolgsquoten, die man dort erzielt hat und die mit über 90 Prozent angegeben werden. Diese hohe Quote erreichen wir nicht. Wir können sie nur anstreben und uns damit bescheiden, immer noch in der Mehrzahl der Fälle mit Hilfe der – anderen Methoden hier überlegenen – Ozontherapie von Schmerzen befreit, Beschwerden gemildert oder Operationen vermieden zu haben.

Viertes Beispiel: Enzymtherapie. Die Behandlung mit proteolytischen Enzymen, die aus Tieren gewonnen und in Form von Dragees oder Klistieren verabreicht werden, ist nicht nur geeignet, eine Reihe von Medikamenten abzulösen, deren Nebenwirkungen nicht unerheblich zum ständigen Ansteigen der iatrogenen Krankheiten beitragen. Auf die Hilfe, die eine geschickt genutzte Enzymtherapie unter anderem bei der Verbesserung der Durchblutung und der Beseitigung entzündlicher Vorgänge zu geben vermag, wird man zumindest an jenem Tag nicht mehr verzichten können, an dem die Grenzen der Antibiotika und Steroide auch für den zum Augenblickserfolg verdammten Dreiminutenarzt erkennbar geworden sind.

Fünftes Beispiel: Chirotherapie. Sie wird auch Chiropraktik genannt und war noch im Jahre 1933 laut »Meyers Kleinem Lexikon«: »Eine kurpfuscherische Laienbehandlung, die durch

Händedruck auf die Wirbelsäule (angebliches Zurechtrücken verschobener Wirbel) Krankheiten heilen will.«
Heute findet man die Chiropraktik im »Klinischen Wörterbuch« von Pschyrembel als akzeptierte therapeutische Methode bei gewissen Schmerzzuständen an der Wirbelsäule, etwa Hexenschuß und Ischias, aber auch bei Zervikalmigräne. Die Chirotherapie hat lange unter der nicht ganz standesgemäßen Herkunft zu leiden gehabt, denn kein bedeutender Orthopäde begründete die Schule der Chiropraktik, sondern ein etwas eigenwilliger Laie namens Daniel David Palmer, der 1895 in Davenport, Iowa, das Mekka aller Chiropraktiker begründete. Um mit den in Amerika gültigen Gesetzen nicht in Konflikt zu kommen, durfte der Nichtmediziner Palmer damals keine Diagnose bei seinen Patienten stellen. Er machte aus der Not eine Tugend und erklärte jegliche Diagnose für überflüssig. Ein Ruck an der Wirbelsäule und man sei gesund, ganz gleich, was man auch gehabt haben möge. Heute ist die Chirotherapie von solchem Unfug weitgehend befreit und bringt, mit der gebotenen Vorsicht und dem zu fordernden Können angewendet, täglich Beweise, daß tatsächlich ein richtiger »heilender Ruck« manchmal noch dann etwas auszurichten vermag, wenn alle anderen Bemühungen versagt haben.

Erfreulicherweise sind die Grenzen bei den Grenzmethoden der Medizin nicht mehr so klar erkennbar wie noch vor wenigen Jahren. Sämtliche der hier angeführten Behandlungsmethoden werden von Ärzten angewendet, die sich mit Recht dagegen wehren würden, wenn man sie als seltsame Käuze außerhalb des Gartenzauns der gehegten und gepflegten Schulmedizin bezeichnen wollte.

Das Fehlen eines schlüssigen naturwissenschaftlichen Nachweises der Wirkung bei einigen dieser Methoden macht sie noch keineswegs zu zweifelhaften Außenseitern. Hätte man immer die Anwendung jeder medizinischen Methode und jedes Medikaments abgelehnt, deren genauen Wirkungsmechanismus man noch nicht einwandfrei nachzuweisen vermochte, dann würden wir heute mit einem sehr kümmerlichen medizinischen Fundus dastehen. Nicht einmal ein Aspirin hätten wir schlucken dürfen. Es stimmt, die chinesische Heilkunde wurde aus der Erfahrung heraus entwickelt. Das kann man ihr aber nicht als Mangel ankreiden, denn zu leicht vergessen wir, daß auch die westliche Medizin aus der Erfahrung heraus entwickelt wurde.

Der wissenschaftlich stichhaltige Nachweis über die Wirkung der hier angeführten Methoden ist wichtig. Jeder Arzt würde sich wohler fühlen, wenn dieser Nachweis – an dem schließlich gearbeitet wird – bereits vorläge. Aber die Ärzte können es sich einfach nicht leisten, bis dahin die Patienten zu vertrösten und ihnen die Behandlung zu verweigern, die immerhin zwei noch wichtigere Forderungen längst erfüllt: die nachweisbare Wirksamkeit und die relative Unschädlichkeit.

Es ist daher eine völlig legitime Forderung, nach der Anwendung üblicher konservativer Methoden und noch vor der Anwendung chirurgischer Methoden diese als erfolgreich erwiesenen Ergänzungsmethoden zu nutzen.

Natürlich gilt das nicht für jede Erkrankung und jeden Krankheitszustand.

Die ergänzenden Methoden können nur auf bestimmten Gebieten mit lohnendem Erfolg eingesetzt werden. Die meisten Gebiete werden in diesem Buch angesprochen.

Nicht alle. Es wird von mir nicht der Anspruch erhoben, sämtliche vermeidbaren Operationen quer durch den gesamten medizinischen Bereich lückenlos aufgeführt zu haben.

Ich habe mich auf die Bereiche beschränkt, auf denen ich persönlich eine gewisse praktische Erfahrung gewonnen habe. Deshalb sind beispielsweise alle gynäkologischen Eingriffe hier nicht berücksichtigt, obgleich sich gerade hier Hinweise auf durchaus vermeidbare Operationen anbieten und die angeführten Methoden überzeugend eingesetzt werden könnten. In Amerika sicherlich noch mehr als in Europa.

Es fehlen auch Kapitel über vermeidbare Operationen an der Prostata oder den Hämorrhoiden, den »Goldenen Adern« von

Hippokrates – obgleich auch hier wenige Spritzen mit einem chininhaltigen Mittel bereits genügen können, um die Operation zu vermeiden. Dr. Werner Roschke vom Institut für Proktologie in Bad Salzuflen sagt: »Diese Behandlungsmethode leistet Hervorragendes und kann praktisch in allen Fällen große, eingreifende Operationen ersetzen.«

Und noch ein Gebiet kann von mir lediglich erwähnt werden: die Schönheitsoperation. In Europa werden jedes Jahr etwa 200000 ästhetische Operationen vorgenommen, in den USA ebenfalls 200000. Wie viele dieser Operationen mehr aus Laune, Mode, Eitelkeit oder Langeweile als aus wirklicher Notwendigkeit erfolgen, wie viele Operationen wegen einer äußeren Schönheit mit einem inneren Leiden bezahlt werden müssen, ist ungewiß. Daß aber von diesen vierhunderttausend Operationen pro Jahr die meisten als vermeidbar zu bezeichnen sind, wird wohl auch ein kosmetischer Chirurg nicht bestreiten.

Bei den in diesem Buch besprochenen Krankheitsgebieten handelt es sich fast ausschließlich um Erkrankungen, an denen das vegetative Nervensystem überdurchschnittlich beteiligt ist. Und es sind Erkrankungen, deren Ursache von der Mehrzahl der Ärzte als ungewiß hingestellt wird.

Daß ein handfestes organisches Leiden, das chirurgisch angegangen werden kann, seinen Ursprung im Vegetativum haben könnte, etwa sogar in einem durch psychische Vorgänge gestörten Vegetativum, ist sicherlich für viele Chirurgen ein schwierig zu akzeptierender Gedankengang.

Als der Engländer Michael Balint seine Erfahrungsgruppen zusammenstellte, in denen die Psychotherapie in der Medizin genutzt werden sollte, waren verständlicherweise die Chirurgen die letzten, die sich zur Zusammenarbeit bereit fanden.

Chirurgie ist nun einmal die »somatischste« Medizin. Eine Operation ist ein Eingriff, der nur auf den Körper zielt. Jedenfalls stellt es sich für den Chirurgen so dar. Für den Patienten dagegen ist die Operation oft nur der »somatische Höhepunkt eines psychosomatischen Vorgangs«.

Es ist richtig, daß der Chirurg mehr Instrument der Therapie ist als jeder andere Arzt. Aber nicht Instrument im Sinne von Werkzeug. Der Chirurg wirkt nicht nur durch die Funktion seiner Gehirnzellen, seiner Sinnes- und Bewegungsorgane.

Ein Wechsel vom rein mechanischen Denken zum biologischen Denken vollzieht sich selbstverständlich auch in der Chirurgie, nur eben noch nicht überall und nicht mit allen daraus resultierenden Konsequenzen.

Wenn biologisches Denken einmal allgemein den absoluten Vorrang erhalten hat, dann wird es eine große Anzahl von Operationen nicht mehr geben, mit denen ich während der Arbeit an diesem Buch immer wieder konfrontiert wurde: mit der Symptomchirurgie. Das operative Entfernen von gestörten Teilen des Organismus als Zeichen der hilflosen Kapitulation vor dem unbekannten Verursacher der Störung ist keine ärztliche Lösung. Es ist recht einfach, aus der Theorie heraus dem Chirurgen solche Forderungen zu stellen. Denn für den täglich im Operationssaal stehenden Arzt sieht die Praxis anders aus, sie stellt harte Anforderungen an ihn. Er muß entscheiden, ob operiert wird oder nicht. Er muß die Verantwortung für diese Entscheidung tragen. Und er hat recht wenig Unterstüzung dabei. Die Diagnosetechnik ist in den letzten Jahren zwar unerhört perfektioniert geworden, aber deswegen noch nicht auch unbedingt unerhört zuverlässig.

Röntgenologen und Laborärzte sind unentbehrliche Spezialisten, bei denen der Chirurg aber nun annehmen darf, daß ihre Angaben in der Mehrzahl stimmen.

Eine Garantie besitzt er nicht. Die letzte Entscheidung bleibt bei ihm.

Mit meiner Arbeit über vermeidbare Operationen wird ihm diese Entscheidung niemals abgenommen. Das wäre vermessen und verfehlt. Ich möchte lediglich auf einem Teilgebiet der Chirurgie einen Denkanstoß geben, der letzten Endes eine Hilfe für den Chirurgen bedeuten könnte.

Und ich habe mich bemüht, dem Patienten eine Hilfe zu bringen.

Durch sachliche Information über Probleme, vor denen gerade er vielleicht stehen mag.

Es ist wahrhaftig kein Roman daraus geworden und keine amüsante Lektüre, die man flott verschlingt. Ich könnte es verstehen, wenn der Leser sich lediglich das ihn interessierende Kapitel auswählt und den Rest des Buchs niemals liest. Wenn dieses eine Kapitel ihm bei seinem Leiden zu helfen vermochte, dann ist der Sinn des Buchs erfüllt.

Damit ist eine Chance weniger verschenkt.

Ich habe den Glauben, daß sich die in den folgenden zwölf Kapiteln geschilderten Methoden und ihre Anwendung Jahr für Jahr mehr durchsetzen werden. Sicherlich nicht mit einem Paukenschlag, wie es die plötzliche Anerkennung an allen Universitäten der Welt wäre. Sondern langsam, unmerklich zuerst, mehr im Verborgenen.

Aber durch die Kettenreaktion der erzielbaren Erfolge dann immer schneller und offener.

Ein Mann hat das einmal sehr treffend ausgedrückt, der allerdings nicht wegen seiner medizinischen Leistungen bekannt wurde. Er hat nur als erster den Zwischenkiefer (Os incisivum) beschrieben, der die Schneidezähne trägt. Der Knochen heißt seitdem auch Goethescher Knochen.

Goethe wird öfters zitiert. Nun auch hier:

> *»Nur durch Nutzen kann der Wert einer*
> *bedeutenden Erscheinung erkannt werden.*
> *Daher geschieht es, daß offenbarte*
> *Wahrheiten, erst im stillen zugestanden,*
> *sich nach und nach verbreiten, bis*
> *dasjenige, was man hartnäckig geleugnet hat,*
> *endlich als etwas Natürliches erscheint.«*

Gallenblase

Stumme Steine stören nicht

Es geht auch ohne sie.
Darüber sind sich bis jetzt noch alle Mediziner einig: »Die Galle« – wie die Gallenblase meist genannt wird – ist ein nicht unbedingt lebensnotwendiges Organ. Viel mehr Einigkeit in bezug auf die Galle besteht freilich nicht.
Die Meinungsverschiedenheiten beginnen schon bei der Frage, was sich eigentlich in der Galle abspielt. Es ist auch etwas verwirrend, wenn man bedenkt, daß beispielsweise die Ratte keine Galle hat, die mit ihr nahe verwandte Maus jedoch hat eine Galle. Noch rätselhafter ist die Sache mit dem Reh. Normalerweise hat das Reh keine Galle, wird es jedoch als Rehkitz von Menschen aufgezogen, kann es eine Galle entwickeln (Dr. Gisel, Wien).
Vor vielen Jahrhunderten war man der Ansicht, die Galle wäre der Sitz des Gemütes. Es wird aber kaum jemand behaupten, die Maus habe demnach Gemüt, die Ratte nicht.
Die Verbindung Galle – Gemüt liegt nahe, weil bei starken Gemütswallungen im Menschen »die Galle aufsteigt«, er »Gift und Galle spuckt« und sich »die Galle schwarz ärgert«. Besonders der Choleriker.
Alles, was vom griechischen »Chole« abgeleitet ist, hat mit Galle zu tun, »Chole« bedeutet unter anderem auch Galle.
Die Frage, was für eine Funktion die Gallenblase habe, wird jeder vernünftige Mensch dahingehend beantworten, sie produziere sicherlich die bittere Galle. Dieser Mensch irrt. Die Galle wird in der Leber produziert und fließt durch einen kurzen Gang in die Gallenblase.

Die Gallenblase liegt rechts hinter dem letzten Rippenbogen, direkt unter der Leber. Sie ist ein daumenballengroßer Schleimbeutel mit dem Füllungsvermögen von einem Schnapsglas und hat etwa die Form eines nicht aufgeblasenen Luftballons.
Die aus der Leber kommende Galle wird in der Gallenblase sozusagen eingedickt, Wasser wird entzogen, einige chemische Veränderungen gehen vor, und dann wird die dicke Galle in der Gallenblase gespeichert. Besonders wichtig ist, daß die Galle das in der Gallenblase befindliche Cholesterin flüssig hält.
Wenn der Mensch ißt, speziell Fett zu sich nimmt, wird die gespeicherte Galle zum Abbau des Cholesterins im Darm abgerufen: Ein Muskelnetz, das die Gallenblase umschließt, zieht sich zusammen, und die dicke Galle fließt aus dem Hals der Gallenblase wieder in den Gallengang in Richtung Zwölffingerdarm, in eine Einstülpung (die Papilla Vateri oder Vatersche Papille), an deren Ende sich eine Art von Ventil befindet. An diesem Ventil (Sphincter Oddi) tritt die Galle heraus in den Darm.
Auf komplizierte Weise werden Bestandteile der Gallenflüssigkeit aus dem Darm gezogen und über die Pfortader wieder zur Leber zurückbefördert. Es besteht demnach ein kleiner Gallenkreislauf. Und es ist schön, wenn er funktioniert.
Bei wild lebenden Tieren sind Gallenleiden so gut wie nie feststellbar. Nur bei einigen Haustieren kommt es hie und da zu Erkrankungen. Bei Menschen kann man ebenfalls erst bei stärkerem Abweichen von natürlichen Lebens- und Ernährungsweisen ein Ansteigen der Gallenleiden beobachten. Falsche, zu einseitige und fettreiche Ernährung läßt neben anderen Wohlstandssünden die Prozentzahl der an Gallenleiden erkrankten Bundesbürger erschreckend in die Höhe schnellen.
Die hauptsächlichen Funktionsstörungen der Gallenblase äußern sich in einer Entzündung und Stauung der Galle. Die Beschreibung der verschiedenen Arten und Ursachen der Entzündungen und Stauungen würde auch geduldigste Leser ermüden.
Doch wo und warum auch immer die Galle gestaut wird, meist

kommt es als Folge davon zur Bildung von Gallensteinen. Gallensteine sind nichts Außergewöhnliches.
Tatsächlich ist aus Autopsieberichten zu schließen, daß etwa 36 Prozent aller Frauen und 16 Prozent aller Männer über vierzig Jahren Gallensteinträger sind. Die Wahrscheinlichkeit, Gallensteinträger zu sein, steigt mit jedem Jahr.
Gallensteine entstehen, wenn das dünnflüssige Gallensekret aus der Leber sich nicht richtig mit dem Cholesterin oder dem Farbstoff Bilirubin vermengen kann. Ohne das Sekret aus der Leber verhärten Cholesterin und Bilirubin; die Steine bestehen deshalb aus Cholesterin, aus Calcium-Bilirubin oder aus Calciumcarbonat. Zum überwiegenden Teil sind es Mischsteine, klein und unregelmäßig bis zum sandigen Gallengrieß. Die großen, runden Solitäre aus Cholesterin sind seltener.
Die Entzündung der Gallenblase ist fast immer begleitet von einer Gallenstauung, die wiederum ist oft begleitet von Gallensteinen, und die findet man in vielen Fällen nicht nur in der Gallenblase, sondern auch in den Gallengängen.
Aber auch ohne jede Entzündung und ohne spürbare Beschwerden sind Gallensteine bei Millionen Menschen vorhanden, besonders bei Frauen.
Amerikanische Ärzte haben das etwas uncharmant so formuliert: »Female, fertile, fat and fourty« – weiblich, fruchtbar, fett und vierzig. Gerade wohlproportionierte Mütter über vierzig also sind häufig mit Gallensteinen »gesegnet«.
Es handelt sich in den meisten Fällen jedoch um die symptomlosen, die friedlich »stummen« Steine. Ein Arzt in einem großen Müttererholungsheim sagte einmal: »Ich bin sicher, daß hier Jahr für Jahr ein halber Zentner friedlicher Gallensteine bei mir zur Türe 'reinkommt.«
Wenn sie alle friedlich blieben, könnten wir uns etwa 90 Prozent aller Gallenoperationen sparen, und es würde auf einem Teilgebiet der Medizin wieder Einigkeit herrschen.
Aber die Steine sind unberechenbar. Sie können, wenn die Gallenblase sich plötzlich oder zu heftig zusammenzieht, an den

engen Hals der Gallenblase gedrückt werden und damit den Ein- und Ausgang verstopfen. Bleibt der Stein – oder die Ansammlung von Steinen, wie es häufiger der Fall ist – dort stecken, kommt es nicht nur zur äußerst schmerzhaften Gallenkolik, es kann auch zu schweren Komplikationen kommen, bis zur Perforation der gestauten Blase, zum Durchbruch. Der Inhalt der Gallenblase entleert sich dann in den Bauchraum, und das Leben des Patienten ist gefährdet.

Fällt so ein Stein jedoch wieder in die Gallenblase zurück, dann endet die Kolik abrupt, wie sie begonnen hat. Wird der Stein dagegen durch den engen Hals in die Gallengänge gedrängt, kann er nach oben in Richtung Leber oder nach unten in Richtung Zwölffingerdarm wandern. Die Steine in den Gallengängen können sich friedlich verhalten oder ebenfalls durch Blockieren der Gänge Koliken hervorrufen. Je nach Lage der Steine kann das zur Gelbsucht, zur Bauchspeicheldrüsenentzündung oder – wenn zum Beispiel der sehr kleine Ausgang in den Zwölffingerdarm (Sphincter Oddi) versperrt ist – zur völligen Acholie des Darmes führen, bei der die Gallenausscheidung in den Darm ganz oder fast ganz unterbleibt. Durch die gestörte Mischung der verschiedenen Gallenbestandteile wird aus der normalerweise grünlichen Galle braune, schwarze, aber auch hellgelbe oder weiße Galle. Der Urin kann das Aussehen von Malzbier bekommen. Schließlich ist in Ausnahmefällen auch die Bildung eines Karzinoms möglich.

Den Ärzten liegt deshalb daran, bei dem Patienten etwa vorhandene Gallensteine zu entdecken. Nach den Beschwerden des Patienten kann der Arzt oft nur annehmen, daß Gallenblase oder die Gallengänge nicht in Ordnung sind: plötzliche, meist nachts einsetzende kolikartige Schmerzen am rechten Oberbauch, bisweilen Schüttelfrost und nachfolgendes Fieber, Übelkeit und Erbrechen. Bei der Cholezystographie (Röntgen-Kontrastdarstellung der Gallenblase) und Cholangiographie (Kontrastdarstellung der Gallenwege) schluckt der Patient Kontrastmittel oder bekommt sie intravenös eingespritzt; diese lassen auf dem

Röntgenbild die Steine in der Gallenblase und den Gallengängen erkennen.
Meistens. Manchmal auch nicht. Die fehlerhaften Diagnosen der Röntgenologen sind nicht Schuld der Röntgenologen, die Möglichkeiten der Technik sind einfach noch zu bescheiden.
Eine Hilfe bei der Entdeckung von Gallensteinen lieferten amerikanische Röntgenologen mit der Mitteilung, daß auch jene Steine, die auf dem Röntgenbild keinen Schatten geben und somit bisher nicht zu identifizieren waren, sich bisweilen verraten: durch das sogenannte »Mercedes-Benz-Zeichen«. Diese sternförmige Aufhellungszone in der Gegend der Gallenblase ist nichts anderes als eine gashaltige Spalte in einem Gallenstein. Wird der Gallenstein operativ zertrümmert, zersplittert er meist längs dieser sternförmigen Furchen. Es fragt sich, inwieweit solch ein »Mercedes-Benz-Stern« in der Galle als Schleichwerbung oder als Statussymbol zu gelten hat.
Man kann durch die Kontrastmittel auch feststellen, ob die Gallenblase noch funktioniert. Wenn das Kontrastmittel überhaupt nicht in der Gallenblase nachweisbar ist, zeigt es an, daß der Eingang am Gallengang zur Blase verstopft oder geschlossen ist, die Blase somit nicht arbeitet.
Dann wird operiert.
Jeder Patient, dem eröffnet wird, man werde ihn »an der Galle« operieren, wird sich wahrscheinlich fragen, ob man die Steine nicht irgendwie anders wegbringen könnte.
Es wäre doch viel besser, wenn man die Steine auflösen würde, etwa durch ein chemisches Mittel, das man einnimmt. Oder wenn man die Gallensteine zerkleinern könnte, damit sie als kleine Teilchen dann über den Darm abgehen würden.
Davon träumen die Internisten seit langer Zeit. Und in regelmäßigen Abständen erscheinen Meldungen, nach denen es gelungen sei, Gallensteine mit sogenannten konservativen Methoden zu entfernen.
So verschwanden beispielsweise bei einer Frau durch die Einnahme von Tabletten – die den Gallenbestandteil Chenodesoxy-

cholsäure enthalten – nach sechs Monaten drei erbsengroße Gallensteine. Bei drei anderen Frauen wurden die Gallensteine durch die Einnahme des Medikaments immerhin kleiner. Aber bei hundert weiteren Frauen blieben die Steine so groß wie zuvor.

Eine andere, neuere Therapie verspricht Hilfe durch die Einnahme eines aus Hühnergalle gewonnenen Präparates. Die Hoffnungen sind groß, die Chancen leider klein.

Da die Gründe, die zur Gallensteinbildung führen können, recht verschieden sind, kann wohl auch nur im äußersten Glücksfall ein einziges Präparat die Steine jeder Sorte auflösen.

Dem Internisten bleibt nicht viel anderes übrig, als die Gallenblase so zu behandeln, daß sie sich nicht »aufregt« und die Steine in Bewegung setzt. Er verordnet eine Gallendiät, verbietet besonders das Fett und gibt dem Patienten entspannende, entkrampfende Mittel. Aber er weiß, daß der Gallensteinträger mit einer kleinen Zeitbombe herumläuft, und wird die Verantwortung nicht für immer übernehmen wollen. Der Patient wird eines Tages dem Chirurgen überwiesen.

Cholezystektomie – die Entfernung der Gallenblase – ist eine problemlose und sichere Operation. Mit einer kleinen Einschränkung: Sie muß von einem erfahrenen Chirurgen an einer gut ausgerüsteten Klinik nach der neuesten Methode an einem jungen Patienten mit einer komplikationslosen Gallenerkrankung durchgeführt werden. Wird eine gesunde Gallenblase entfernt, ist die Operation nicht so problemlos und bringt schlechte Ergebnisse.

In jedem Fall verlangt die Operation ein hohes Maß an chirurgischem Können. Wenn man, wie es der Wiener Chirurg Hold tat, chirurgische Eingriffe in die Schwierigkeitsgrade von I (geringste Anforderung) bis VIII (höchste Anforderung) einteilt, dann besitzt die Gallenblasenoperation den Schwierigkeitsgrad VI. Bei eintretenden Komplikationen erhöht sich die Schwierigkeit noch um einen Grad.

Mit den Komplikationen steigt auch das Risiko, das der Patient eingeht. Sind die Gallenwege mit erkrankt und müssen sie eben-

falls operativ behandelt werden – jeder fünfte Gallensteinträger hat Steine in den Gallengängen –, ist die Operation nicht mehr ganz so problemlos. Es kann eine Gelbsucht hinzukommen, die auf gestaute Galle zurückzuführen ist, oder eine verschlossene, mit Eiter gefüllte Blase oder eine Schädigung der Bauchspeicheldrüse oder im ungünstigen Fall ein Gallenblasendurchbruch. Die Gefahr eines Durchbruchs ist allerdings viel geringer als etwa ein Blinddarmdurchbruch bei akuter Blinddarmentzündung.
Die Risiken steigen nicht nur durch die möglichen Komplikationen, sie steigen auch bei höherem Lebensalter des Patienten. Ein mehr als fünfundsechzig Jahre alter Patient, der sich in einem bestimmten Zustand akuter Gallenstauung befindet, hat das dreißigfache Operationsrisiko eines jungen Menschen mit gesunder oder relativ gesunder Gallenblase.
Ohne zu sehr auf die Operationstechnik einzugehen: Wenn die Gallenblase entfernt ist und am Gallengang der Blasenstumpf wie ein Wurstzipfel abgebunden und vernäht ist, untersucht der Chirurg den umliegenden Raum auf krankhafte Veränderungen. Das größte Augenmerk wird er sicherlich auf die Untersuchung der nicht gerade übersichtlichen Gallengänge legen. Das geschieht während der Operation über den Röntgenschirm, mit Hilfe eines Kontrastmittels, durch Druckmessungen und auch durch ein Choledochoskop, das in die Gallengänge eingeführt wird, um eventuell dort vorhandene Steine zu entdecken und dann zu entfernen. Dieses Entfernen ist nicht immer einfach, es gibt dafür einige technisch hochinteressante Methoden.
Eine der neuesten Methoden ist die Entfernung von Steinen aus dem Hauptgallengang über die Einführung des Endoskops in den Zwölffingerdarm. Ein Endoskop ist ein sondenartiges Gerät, das mit einer Lichtquelle versehen ist und dem Arzt die Betrachtung von Hohlorganen erlaubt. In dem röhrenförmigen Endoskop befindet sich ein Instrumentengang. Man kann also in dem Endoskop eine dünne Sonde einführen, die am Ende des Endoskops austritt und an der Papilla Vateri, jener Gallengangeinstülpung in den Zwölffingerdarm, in den Gallengang eindringt. Dann wird

aus der Sonde wiederum eine Art Fangkorb ausgefahren – gesteuert wird alles durch Beobachtung über den Röntgenschirm –, der hinter den Stein oder die Steine gleitet und beim Zurückziehen den Stein umschließt und in die Sonde holt. Die Sonde kann aber auch einen sich zu einem Halbbogen zusammenkrümmenden Stahldraht enthalten, der gegen die Papilla Vateri gedrückt und mit Hochfrequenzstrom beschickt wird. Dadurch wird die Papilla gespalten. Diese Methode wendet man an, wenn die Vatersche Papille verengt ist und deshalb den Abfluß der Gallengangsteine in den Darm behindert.

Die »Elektro-Papillotomie«, wie diese Methode genannt wird, kann unter Umständen gefährlichere operative Eingriffe ersetzen. In Erlangen wurden bereits zehn Risikopatienten mit dieser phantastisch anmutenden Methode von Verschlußsteinen befreit. Bei zwei Patienten wurden drei der Steine mit dem Fangkorb aus dem Gallengang geholt und dann zusammen mit dem Endoskop nach oben aus dem Schlund gezogen.

Die Bewunderung für die Leistung der Chirurgen wird nicht geschmälert durch den Hinweis auf mögliche negative Folgen der Gallenoperationen.

Es gibt den Ausdruck »Postcholezystektomie-Syndrom«. Er bezeichnet das nach Gallenblasenoperationen aus mehreren Krankheitserscheinungen entstandene Krankheitsbild.

Er ist falsch, zumindest in der Anwendung. Denn die Chirurgen wehren sich zu Recht gegen den Versuch, jede Erkrankung eines an der Gallenblase operierten Patienten der durchgeführten Operation anzulasten. An dieser Frage können alte Freundschaften zwischen Internisten und Chirurgen zerbrechen.

Es gibt reichlich statistisches Material über Gallenblasenoperationen und deren Folgen. Wenn man die Angaben zu 11 000 Operationen aus der ganzen Welt auswertet, kommt man darauf, daß genau ein Drittel der Patienten nach der Operation unter Beschwerden zu leiden hatte (J. P. Dosch).

Das stimmt, sagen die Chirurgen. Nur sind die Fälle nicht mehr ganz frisch, und in den letzten Jahren hat die Chirurgie gerade

auf dem Gebiet der Gallenblasenoperationen bedeutende Fortschritte gemacht.
Heute gibt es bessere Narkosetechniken, es gibt gewisse muskelerschlaffende Mittel, die eine Operation erleichtern. Die Überprüfung der Gallengänge während der Operation am Röntgenschirm hat dazu geführt, daß nicht mehr so oft wie früher im Gallengang übersehene Steine (bei 8 bis 15 Prozent aller Operationen) zum Anlaß für postoperative Beschwerden werden können.
In den meisten Fällen jedoch hat nicht die Operation versagt: Es bestehen ganz einfach nach der Operation die gleichen Beschwerden wie zuvor, weil »die Galle« gar nicht schuld am Leiden gewesen ist.
Die Möglichkeit einer Fehldiagnose ist bei allen Gallenleiden gegeben. Denn Beschwerden in der rechten Oberbauchgegend, verbunden mit Übelkeit und Fieber, sind so allgemeine Symptome, daß eine Reihe von anderen Erkrankungen ebenfalls daran schuld sein könnte.
Stellt der Arzt aber noch dazu röntgenologisch Steine in der Gallengegend fest, dann scheint die Diagnose einwandfrei und die Notwendigkeit der Operation gegeben zu sein.
Die eigentliche Ursache aber kann auch in solchen Fällen ein Magengeschwür, eine Gastritis oder andere Erkrankungen von Magen, Leber, Bauchspeicheldrüse oder Darm sein. Nicht zuletzt könnte es sich um Blinddarmbeschwerden handeln.
Als Hinweis darauf, daß es sich um eine Störung der Gallenblase handelt, gilt ein bis zum rechten Schulterblatt hin ausstrahlender Schmerz. Eine absolut sichere Diagnose ist aber auch damit nicht möglich.
Selbst in der amerikanischen Mayo-Klinik, der die umfassendsten Diagnosetechniken zur Verfügung stehen, gab es unter 2000 Gallenblasenoperierten fünfzig Fälle mit einfacher Leberentzündung, weil die wahre Ursache für die bestehende Gelbsucht vor der Operation nicht erkannt werden konnte.
Wenn davon gesprochen wird, daß ein Drittel aller Gallen-

blasenoperationen zu keinem bleibenden Erfolg führte, sollte das in den meisten Fällen nicht der Operation angelastet werden. Für den Patienten allerdings ist das ziemlich gleichgültig. Er ist an einer Prozentverteilung der Fehlerquellen nicht sehr interessiert, ihn kümmert es nicht, ob er in der Statistik der Chirurgen oder Internisten auftaucht. Ihn kümmert die Tatsache, daß er auch nach der Entfernung seiner Gallenblase noch krank ist. Die postoperativen Beschwerden bestehen bisweilen in Störungen des Magen-Darm-Trakts oder der Bauchspeicheldrüse, in Magenschleimhautentzündungen, Gastritis, Magen- und Zwölffingerdarmgeschwüren, in Leberbeschwerden und Diabetes.

Außerdem gibt es natürlich Patienten, die vor der Operation an Gallensteinen litten und nach der Operation immer noch an Gallensteinen leiden. Das ist nicht mehr so häufig der Fall wie früher, aber immer wieder wird einmal in den Gallengängen ein Stein übersehen oder es bilden sich nach der Operation neue Steine.

Ferner kann es passieren, daß die Gallengänge leicht verletzt werden, was zur Bauchspeicheldrüsenentzündung (Pankreatitis) führen kann. Fährt der Chirurg mit einer Sonde innerhalb des großen Gallengangs in Richtung Zwölffingerdarm zur Papilla Vateri, um den winzigen Ausgang am Ringmuskel Sphincter Oddi entdecken und dann öffnen zu können, durchstößt die Sonde manchmal an einem Knick des Gallengangs die Gangwand und landet neben dem Ringmuskel im Zwölffingerdarm. Ein kaum merklicher Fehler, der jedoch Ursache für ernste Komplikationen sein kann und hauptsächlich die Bauchspeicheldrüse betrifft.

Beim chirurgischen Eingriff kommt es durch einen etwas zu lang gelassenen Blasenstumpf hin und wieder zu einer Steinbildung im Blasenstumpf. Durch eine nicht ganz exakt angelegte Naht oder durch Narbenbildung kommt es hie und da zu einer Verzerrung der Gallengänge mit einer daraus resultierenden Stauung, die wiederum zu Gallensteinen führen kann.

Ein Ende des Streites über Zweckmäßigkeit und Zeitpunkt einer

Gallenblasenoperation zwischen Praktikern und Chirurgen ist noch nicht abzusehen. Über beeindruckende Argumente verfügen sie alle.
So ist die Forderung der Chirurgen verständlich, eine anfällige Gallenblase frühzeitig beim jungen Menschen zu entfernen, um ihm das Risiko einer vielleicht mit Komplikationen verbundenen Operation im höheren Alter zu ersparen und gleichzeitig Krebsvorsorge zu treffen.
Aber junge Menschen ohne wirkliche Gallenleiden werden nur in den seltensten Fällen zum Chirurgen finden und aus Vernunftgründen dazu bereit sein, die Gallenblase entfernen zu lassen. Die Praktiker geben ihnen recht: Etwa 75 Prozent aller Bundesbürger bekommen in ihrem Leben einmal mehr oder weniger deutliche Gallenbeschwerden, aber nur bei wenigen kommt es zu schwerwiegenden Folgen.
Gegen eine Gallenblasenoperation als Krebsvorsorge ließe sich anführen, daß die Gefahr, an der Operation zu sterben, heute in der Praxis noch höher ist als die Gefahr, später an einem durch Gallensteine ausgelösten Krebs zu sterben. Man sollte nicht ein höheres Risiko eingehen, um ein geringeres zu vermeiden.
Man sollte auch die Möglichkeit nicht ausschließen, daß die Gallenblase vielleicht doch nicht nur aus reinem Zufall im Menschen gewachsen ist und sich eines Tages als nicht ganz so entbehrlich herausstellen könnte. Die Unsicherheit der Mediziner über die genaue Funktion der Gallenblase läßt auch diese Möglichkeit offen.
Selbst eine kranke Gallenblase versieht noch eine nützliche Aufgabe: Sie wirkt als wichtige Alarmglocke bei zu fettreicher Kost. Das Vorhandensein von Gallensteinen allein sollte deshalb nicht in jedem Fall bereits Anlaß zur Operation sein. Wollte man wirklich, wie es ein führender Chirurg einmal forderte, jede Gallenblase, in der Steine festgestellt wurden, entfernen – ganz gleich, ob die Steine nun Beschwerden machen oder nicht –, dann müßte man theoretisch etwa 40 Prozent aller Frauen über vierzig operieren.

Nimmt man von dieser Forderung die Frauen über fünfundsechzig wegen des erhöhten Risikos aus, dann wäre immer noch rein statistisch damit zu rechnen, daß in der Altersgruppe zwischen vierzig und fünfundsechzig etwa 100 000 Frauen in der Bundesrepublik diese Operation nicht überleben und weitere 300 000 bis 400 000 unter den verschiedensten Beschwerden bis hin zur ständigen Arbeitsunfähigkeit zu leiden hätten. Die Gefahr, wegen der Gallensteine an einem Gallenblasenkrebs zu sterben, besteht dagegen nur bei etwa 35 000 Frauen.

Überzeugend klingt eine Episode, die sich auf einem großen amerikanischen Chirurgenkongreß zugetragen hat. Während einer Diskussionsrunde, in der drei prominente Ärzte vor etwa 10 000 Chirurgen aus allen Staaten der USA über das Problem stritten, ob man bei der Feststellung stummer Gallensteine operieren solle oder nicht, bat ein Diskussionsteilnehmer die anwesenden Kollegen, jeder möge aufstehen, der keine Gallenblase mehr habe.

Rein statistisch mußten sich unter den anwesenden meist älteren und durchaus gut genährten Ärzten mindestens 1000 bis 1500 Gallensteinträger befinden. Es erhoben sich jedoch nur einige wenige von den Sitzen. Die kleine Abstimmung wurde von Internisten etwas zynisch so gedeutet: Man solle also zwar dem Patienten die Gallenblase entfernen, sich selbst aber mute man den Eingriff nicht zu.

Solche Beispiele werden immer wieder von beiden Seiten angeführt, aber sie bringen dem Patienten nicht das, was er am dringendsten benötigt: Klarheit darüber, was getan werden sollte.

Selbstverständlich wäre das Problem der Gallenleiden drastisch verringert, wenn wir unsere Lebensweise und Ernährung rigoros ändern würden. Es ist aber eine Illusion, eine so ideale Lebensweise von Millionen zu erwarten.

Wir müssen die Realität hinnehmen.

Ganz ohne jede Frage ist eine unter besten Bedingungen durchgeführte Operation bei lebensbedrohenden Umständen die einzige und ohne jede Umschweife zu ergreifende Maßnahme. Bei drohendem Gallenblasendurchbruch, bleibenden Verschlüssen

und einigen anderen von jedem Arzt eindeutig feststellbaren Symptomen gibt es keinerlei Diskussion mehr über die Zweckmäßigkeit einer Operation. Und kein Gedanke an eventuelle Folgen oder Komplikationen darf auch nur einen einzigen Patienten davon abhalten, sich vertrauensvoll dieser technisch von Jahr zu Jahr perfektionierteren Operation zu unterziehen.
Anders sieht es aus, wenn die Dringlichkeit einer sofortigen Operation nicht vorliegt. Wenn konservative Behandlungsmethoden noch mit Recht anwendbar sind.
Schließlich geben auch Chirurgen durchaus zu, daß die Beschwerden einer Gallenkolik unter konservativer Behandlung bei jedem vierten Patienten für immer verschwinden können.
Auf eine Beschwerdefreiheit des Patienten durch Anwendung konservativer Methoden sollte mehr Wert gelegt werden als auf das für keinen Patienten besonders nutzbringende Spiel zwischen Internisten und Chirurgen, sich den galleschwarzen Peter an postoperativen Beschwerden zuzuschieben. Es dürften sich doch fast alle Ärzte darin einig sein, daß eine bleibende, nichtoperative Befreiung des Patienten vom Gallenleiden die ideale Lösung darstellt.
Das Problem für alle Gallenleidenden lautet daher:
Was kann noch rechtzeitig vor einer Operation getan werden, wenn Diät und Tabletten nicht genügen, um meine Beschwerden dauerhaft zu beseitigen?
Dazu sollte man einmal die ganze Geschichte mit den chemischen Veränderungen der Galle und den zu engen Gängen und mit den Hälsen und Papillen und Ringmuskeln vergessen, ebenso die Laboruntersuchungen, die Röntgenbilder und die Zerlegung in zahllose Teilaspekte.
In der Medizin, besonders in der deutschen, erhöht sich leicht der wissenschaftliche Wert einer Aussage mit steigender Unverständlichkeit. Kehrt man ohne Scheu vor dem Vorwurf der Unwissenschaftlichkeit zur einfachen Betrachtungsweise zurück, stößt man auf den alten Satz: Die Galle ist der Sitz des Gemüts. Denn nicht nur falsche Diät, nicht nur zu fettes Essen können

eine Kolik auslösen, das tun auch seelische Erschütterungen, Leid, Streß, Ärger, unterdrückte Wut. Derart starke Gemütsbewegungen finden stets ihre Reaktion im vegetativen Nervensystem.

Nun ist die Gallenblase gleich mehrfach angeschlossen an das zentrale und das periphere Nervensystem. Nerven führen zum sogenannten Sonnengeflecht, Vagus und Sympathikus sind stark beteiligt, und der zehnte Gehirnnerv läßt sich vom Kopf und längs der Wirbelsäule bis zur Gallenblase verfolgen.

Die Nerven sind teilweise dazu da, um im Bedarfsfall – wenn also der Darm die fettverarbeitende Gallenflüssigkeit benötigt – beim Muskelnetz rings um die Gallenblase quasi auf den Knopf zu drücken und dadurch die Muskeln zu veranlassen, die Gallenblase zusammenzupressen wie einen Gummiball, damit die gespeicherte Galle austritt und durch den Gallengang in den Darm fließt.

Werden die Nerven durch seelische Aufregung gereizt, geben sie Fehlmeldungen ab: die Muskeln ziehen sich zusammen, und der Mensch wird »gallig«, falls er Glück hat. Wenn er Pech hat, drükken die plötzlich heftig alarmierten Muskeln bisher stumm gebliebene Steine gegen den Gallenblasenhals, und die schönste Kolik setzt ein.

Die Gallenblase will jetzt den Druck loswerden und verkrampft noch mehr. Die Nerven an und in der Gallenblase melden unentwegt Alarm und geben neue Aktionsbefehle an die Muskeln. Eine ständige Fehlschaltung der Nerven kann auch zu Stauungen in der Blase oder in den Gängen führen, bei denen schließlich erst Steine gebildet werden.

Schon die Angst vor der nächsten Kolik vermag das vegetative Nervensystem so aus dem Gleichgewicht zu bringen, daß tatsächlich eine Kolik ausgelöst wird.

Eigentlich wären die meisten Gallenleiden demnach nicht mehr Sache des Chirurgen, nicht einmal des Internisten, sondern eher die eines Psychotherapeuten.

»Immer mit der Ruhe« statt Cholezystektomie? Das mag in

einzelnen Fällen wirklich genügen. Ein bekannter Chefarzt in Hamburg sagte seiner schwierigsten Gallenpatientin, es werde sich drei Tage lang zu ganz bestimmter Stunde ein Geistheiler auf sie einstellen und ihr per Fernstrahlung seine heilmagnetischen Kräfte zukommen lassen. Es strengte sich zwar kein Geistheiler an, zu dieser Zeit der Dame irgend etwas nach Hamburg zu strahlen, aber sie war dennoch begeistert und verspürte nach jedem Tag erhebliche Besserung. Drei Wochen danach konnte sie beschwerdefrei entlassen werden. Sie starb ein Jahr darauf an Herzversagen.

Nun ist es nicht jedem Patienten möglich, über Geistheiler in die gleiche euphorische Stimmung versetzt zu werden. Aber auch Psychotherapeuten lösen das Problem nicht. Bei rund fünf Millionen Gallenleidenden in der Bundesrepublik könnte man nur einen gewissen Teil durch eine gekonnte psychotherapeutische Behandlung günstig beeinflussen, denn die 600 Psychotherapeuten in der Bundesrepublik sind, zumindest terminlich, überfordert.

Es gibt einen anderen Weg: Man geht das vegetative Nervensystem nicht über die Psyche an, sondern direkt.

Als Beispiel ein Fall aus der Praxis.

Frau Erna St. aus Starnberg berichtet:

»Ich bin achtundfünfzig Jahre alt, und angefangen hat es eigentlich schon vor sechs Jahren. Mein Mann war gerade gestorben, Autounfall, er war Bauingenieur und viel unterwegs, da hatte ich die Beschwerden das erstemal.

Ich habe gar nicht weiter drauf geachtet und dachte mir noch, da hast du was Verkehrtes gegessen und dir den Magen verkorkst oder was, obwohl die Schmerzen ja eigentlich fürchterlich waren. Und das ging dann vorbei, und ich habe es vergessen bis zum nächsten Anfall. Da bin ich dann zum Arzt gegangen, und der hat mir gleich gesagt, das könnte die Galle sein. Weil die Schmerzen so komisch herumgezogen haben, rechts nach hinten

und dann hoch bis in die Schultern. Da wurden ein paar Tests gemacht, und ich bekam Tabletten und eine leichte Diät. Ich solle eben aufpassen.
Irgendwie gewöhnt man sich dran. Ich habe in den nächsten Jahren hin und wieder einen Anfall gehabt, eine Kolik, aber dann nahm ich immer solche Schmerztabletten und was ich da immer aufgeschrieben bekam. Schließlich bin ich von einem Arzt zum anderen gelaufen. Denn jeder sagte nur noch, also, jetzt gehen Sie doch endlich ins Krankenhaus, und lassen Sie sich operieren, das wird ja doch nichts Gescheites mehr mit Ihrer Galle.
Deswegen bin ich immer zu anderen gegangen. Verstehen Sie, die Operation, die wollte ich nicht. Eine Cousine von mir, die hat sich die Galle 'rausnehmen lassen, und seitdem ist sie ein kaputter Mensch, ich kann mir nicht helfen. Sie nimmt nur noch Tabletten und hat hier ein Leiden und da ein Leiden, und ständig ist mit ihr was los.
Da habe ich mir geschworen, das läßt du nicht mit dir machen. Aber dann ging's los.
Im Sommer vor zwei Jahren, meine jüngere Schwester mit ihrem Mann war gerade für längere Zeit bei mir in Starnberg zu Besuch, da habe ich gedacht, das überlebst du nicht – solche Kolikschmerzen habe ich gehabt. Und die Mittel halfen nun auch nichts mehr. Alle Ärzte hatte ich durch, da gab es keinen mehr in der ganzen Umgebung, der mir nicht erzählt hätte, wie dringend ich zum Operieren müßte.
Wenn es einen so packt, dann ist einem alles wurscht, glauben Sie mir. Da sollen sie einem von mir aus den ganzen Kopf abschneiden, wenn man nur nicht mehr so leiden muß.
Ich habe darum zu meiner Schwester gesagt, sie solle bloß anrufen im Krankenhaus und schauen, daß sie ein Bett kriegt, und die Galle muß 'raus, 'raus! Das war so in der Früh um sieben etwa, die Kolik hatte in der Nacht angefangen, wie üblich, und dauerte ewig diesmal.
Nach zwei Stunden oder so kam ein Mann zu mir. Die Kolik war nicht mehr so schlimm, sie klang gerade ab.

Ich kannte den Mann nicht, der da kam; keiner vom Krankenhaus oder von den Ärzten, die kannte ich ja alle. Und meine Schwester erklärte, sie habe ihn gebeten zu kommen, weil ihr Mann mit ihm bekannt war und er sich an dem Tag ausgerechnet in Starnberg befand. Es sei einer, der mit Akupunktur und Nadeln schon große Erfolge gehabt hätte, und wenn er nicht helfen könnte, könnte man ja immer noch operieren.
Also, mir war das etwas unheimlich. Ich konnte mir nichts drunter vorstellen. Er hat sich meine Geschichte angehört und mich abgetastet, und schon hatte er eine Spritze in der Hand und stach mich oben in die Augenbraue. Und dann auch in die Gegend von der Galle unten an der Rippe rechts, und dann noch mitten in den Rücken. Dann nahm er eine Spritze mit einer ganz langen Nadel und hat die kerzengerade bis zum Ende über dem Nabel in meinen Bauch gestochen. Mir ist ganz heiß und kalt geworden dabei.
Nach ein paar Minuten fühlte ich mich wohl. Aber das war immer so, wenn die Kolik vorbei war. Das ist ja die ganze Sache, daß man sich dann wohl fühlt und einfach hofft, jetzt kommt's nie wieder, und es ist vorbei.
In der nächsten Nacht ist prompt die nächste Kolik wiedergekommen, aber furchtbar, ganz furchtbar. Mein Schwager ist hochgesprungen, ans Telefon – und tatsächlich kam der Akupunkteur noch mal an, und wieder das gleiche mit den Spritzen in die gleichen Stellen. Im selben Augenblick hört doch die Kolik auf. Wie abgeschnitten hört die auf, eine Erlösung, eine herrliche Erlösung. Ich war so gottfroh darüber. Daß dieser Zustand bleiben könnte, das habe ich überhaupt nicht zu hoffen gewagt. Ich habe irgendwie erwartet, das fängt doch eines Tages oder eines Nachts wieder an wie früher.
Ja. Das war vor zwei Jahren im Sommer. Bis heute habe ich keine Kolik mehr gehabt.«

Dieses Fallbeispiel wurde ausgesucht, weil hier der Einwand, es habe sich um Suggestion gehandelt, um eine rein psychische

Wirkung, nicht glaubhaft ist. Die Patientin erwartete als letzte Rettung die Operation und wurde von einem ihr unbekannten Mann mit ihr unbekannten und sicherlich etwas unheimlich anmutenden Methoden behandelt. Eine Heilungserwartung war ihr vorher nicht suggeriert worden.

Die Patientin erhielt in der Tat keine Akupunktur oder fast keine Akupunktur. Denn die Punkte, die hier mit Impletol gespritzt wurden, sind auch als Akupunkturpunkte bekannt.

Impletol ist das bekannteste neuraltherapeutisch verwendete Injektionsmittel und besteht aus einer Mischung von Procain und Coffein. Wird dieses örtliche Betäubungsmittel in oder an bestimmte Nerven gespritzt, kann das – wenn es am richtigen Ort geschieht – bioelektrische Spannungsstörungen an den sogenannten Zellgrenzmembranen beheben. Der Strom der Nervenbahnen fließt wieder korrekt, Kurzschlüsse in Störfeldern treten nicht mehr auf, fehlerhafte Leitungen geben keine fehlerhaften Befehlsimpulse mehr weiter.

Deshalb ist eine Impletolinjektion in die Gegend des rechten freien Rippenendbogens keine besonders verwunderliche Maßnahme. Dort, am rechten Voglerschen Punkt, befindet sich die Gallenblase. Dort befinden sich dementsprechend auch zahlreiche zur und von der Gallenblase führende Nervenbahnen.

Die optisch so angsterregend wirkende Injektion mit einer etwa fünf Zentimeter langen Kanüle in die Magengrube wird auch von manchen Koryphäen der ärztlichen Kunst zuerst mit leichtem Grausen beobachtet. Bei genauerer Überlegung jedoch müssen auch sie zugeben, daß hier bei richtiger Handhabung kein Schaden auftreten kann.

Das Impletol wird in der Gegend des Sonnengeflechts deponiert und kann eine Normalisierung der meisten Nerven in der Bauchhöhle ermöglichen.

Bei der Injektion in den Rücken, von der die Patientin sprach, handelte es sich um eine Injektion an den Grenzstrang. Grenzstränge nennt man die beiden rechts und links der Wirbelsäule nach oben führenden Nervenstränge des Sympathikus, der die

»unwillkürlichen« Tätigkeiten unserer Organe vom Herz bis zur Gallenblase nervlich leitet. Ganz so außerhalb unseres Willens ist der Sympathikus übrigens nicht, deshalb können autogenes Training und eine bestimmte Form von Yoga durchaus zumindest vorsorglich vor einigen Erkrankungen schützen, die mit dem vegetativen Nervensystem in Zusammenhang stehen.

Es bleibt noch die kleine Injektion in die Augenbraue zu erklären. Im ersten inneren Drittel der Augenbraue befindet sich eine spürbare Vertiefung. Hier ist der Austrittspunkt des obersten Trigeminusastes zu finden, der genauer in dem Kapitel über die Trigeminusneuralgie erläutert wird.

Der Kern des Trigeminusastes befindet sich in enger Nachbarschaft zum Vaguskern, dessen Nerven bis zur Gallenblase führen. Es gibt nervliche Überbrückungen zwischen den beiden Kernen. Das mag zum Teil die Tatsache erklären, daß schon seit fünftausend Jahren die Chinesen durch einen Druck auf die Vertiefung in der rechten Augenbraue feststellen, ob der Patient an der Gallenblase erkrankt ist oder nicht. Der Akupunkturpunkt mit der Bezeichnung »B 2« gilt als Alarmpunkt für die Gallenblase.

Die bis in die Braue hinaufreichende Schmerzempfindlichkeit der Gallenblase zeigt die Verflochtenheit des Nervensystems. Und es ist darum im Prinzip begreifbar, daß im günstigen Fall eine einzige Injektion mit einigen Tropfen Impletol in den B 2 genügt, um eine Gallenkolik zu kupieren.

Das geschieht bisweilen auch mit Hilfe der Störfeldsuche, wie sie die Neuraltherapie nach Huneke kennt und mit einer zuweilen als Zauberei anmutenden Erfolgswirkung anwendet.

Da besonders Frauen, die geboren haben, zu den Gallenleidenden gehören, ist häufig der gynäkologische Raum als mögliches Störfeld zu beachten.

Wenn es auch kein exaktes Zahlenmaterial darüber gibt, wie viele Gallenleiden sich neuraltherapeutisch günstig beeinflussen lassen, so steht doch fest, daß jedes Gallenleiden, das sich noch nicht in dem Stadium einer sofort zu fordernden Operation befindet, fachgerecht neuraltherapeutisch angegangen werden sollte.

Wir haben durch eigene Erfahrung die Überzeugung gewonnen, daß gerade bei Gallenleiden die rechtzeitige und konsequente Behandlung nach neuraltherapeutischen Gesichtspunkten zumindest jede dritte Operation vermeidbar machen könnte.
Zwei Dinge, wie gesagt, sind allerdings dazu notwendig: Der Patient muß davon wissen, und der Arzt muß es können.

Magen und Darm

Versuch über das Vegetativum

Wer dieses Kapitel über Beschwerden bei Magen- und Zwölffingerdarmgeschwüren mit einem tiefen Seufzer beginnt und nur mit schlechtem Gewissen weiterliest, weil er sich die Zeit dazu eigentlich nicht leisten kann und noch einen Haufen anderer Dinge zu erledigen hätte – sollte sich bequem zurücklehnen, das Telefon abstellen und sich den Luxus leisten, trotzdem bis zu Ende zu lesen.

Es könnte leicht zutreffen, daß gerade er zu der Viertelmillion Bundesbürger gehört, die alljährlich wegen dieser Beschwerden in den Krankenhäusern, Kliniken oder Sanatorien aufgenommen werden muß.

Möglicherweise kann die Lektüre des Kapitels dazu führen, daß er einmal nicht zu den über hundert Patienten zählen wird, denen an jedem Tag in der Bundesrepublik die Geschwüre chirurgisch entfernt werden müssen.

Es ist meistens ein »Er«. Der weit überwiegende Anteil aller an Magen- und Zwölffingerdarmgeschwüren (Ulkus) leidenden Menschen wird von den Männern gestellt, wobei die Wahrscheinlichkeit, zu dieser Gruppe zu gehören, mit zunehmenden Berufsjahren drastisch steigt.

Die Ärzte sprechen von der »Ulkuspersönlichkeit«.

Es ist der Typ Mensch, der sich zuviel zumutet und so unter dem Zwang der Arbeit steht. Der nicht zurechtkommt mit dem Mißverhältnis von Wollen und Können, der sich nicht genügend wehrt gegen die zu hohen Anforderungen, die an ihn gestellt werden.

Streß allein ist noch kein Grund für ein Magengeschwür. Einem unentwegt angespannt und unter Druck arbeitenden Managertyp wurde einmal gesagt: »Wenn Sie so weitermachen, bekommen Sie Magengeschwüre.« Er schüttelte den Kopf: »Ich bekomme keine Geschwüre, ich verursache sie.«

Er hatte recht, er starb an einem Herzinfarkt.

Wem jede Aufregung sofort auf den Magen schlägt, wer vor Prüfungen oder besonderen Ereignissen an Durchfall oder an Verstopfung leidet, ist deswegen noch nicht unbedingt Anwärter auf ein Geschwür.

Andauernde oder ständig wiederkehrende unklare Magen-Darm-Beschwerden aus meist seelischer Ursache werden oft als chronische Gastritis bezeichnet. Dieser Begriff gehört in die lange Reihe der Verlegenheitsdiagnosen, bei denen die berühmte Einschränkung aller Fachleute zu erwarten ist: »Es kommt ganz darauf an, was Sie damit meinen.«

Leider können in diesem Fall nicht einmal die Fachleute genau sagen, was sie damit meinen. Für die chronische Gastritis gibt es kein einheitliches, präzise festgelegtes Krankheitsbild. Eine der Schwierigkeiten liegt in der Tatsache begründet, daß gerade das, was erst einmal krank wird, nicht weh tut.

Wenn bei der Gastritis die Magenschleimhaut entzündet ist, spüren wir das nicht direkt, denn die Magenschleimhaut selbst ist völlig unempfindlich.

Bei unserer heutigen Ernährungsweise würden wir sonst wohl auch unter dem ständigen Dauerschmerz der protestierenden Magenschleimhaut zu leiden haben.

Aus einer Gastritis, einer chronischen Gastritis, aber können sich, auch ohne deutliche Vorankündigung, Geschwüre im Magen oder Zwölffingerdarm bilden.

Voraussetzung für solch ein Geschwür ist immer, daß etwas mit der Magensäure nicht stimmt.

Im Magen benötigen wir zur Verdauung der Nahrung unter anderem Salzsäure. Die Salzsäure zersetzt das Fleisch, das wir essen. Wenn das Säureverhältnis nicht stimmt oder die Salzsäure mit dem Speisebrei zu lange im Magen bleibt, kann die Salzsäure die Magenschleimhaut – die ja auch »Fleisch« ist – angreifen. Die erste Voraussetzung für ein Geschwür ist geschaffen. Zuständig für die Salzsäureausschüttung sind bestimmte Vagusnerven des vegetativen Nervensystems. Und leider noch dazu das Gewebshormon Gastrin, das im unteren Magenabschnitt, im Antrum, sitzt und durch Nahrungsreiz dazu angeregt wird, seinerseits die Salzsäureproduktion anzukurbeln. Deswegen nennt man das Antrum auch den Säurewecker.

Wenn Vagus und Antrum stets einwandfrei arbeiten würden, gäbe es keine Geschwüre. In diesem Fall könnten Tag für Tag hundert Bundesbürger auf eine zwar technisch interessante, aber sonst nicht gerade empfehlenswerte Operation verzichten.

Die Chance, sich ein Magen- oder aber ein Zwölffingerdarmgeschwür zuzuziehen, ist ungefähr gleich. Jüngere Menschen erkranken eher am Zwölffingerdarm, ältere eher am Magen.

Die Ursache für Geschwüre beider Art liegt meistens, vereinfacht ausgedrückt, an einer extremen Reaktion des Vagusnervs: Bei einem zu geringen Spannungszustand (Tonus) der für die Säurebildung verantwortlichen Vagusnerven kommt es zwar zu einer Untersäuerung, aber gleichzeitig wird die Magenbewegung gedämpft, der Speisebrei mit der Säure verbleibt zu lange im Magen, es erfolgt eine verzögerte Entleerung. Der Vagus sorgt nämlich nicht nur für die Salzsäure, er sorgt auch für die wurmartige Bewegung des Magens und für die Öffnung und Schließung des Magenpförtners, der den Speisebrei in Abständen portionsweise aus dem Magen in den Zwölffingerdarm entläßt. Das Gastrin im Antrum (Endmagen) reagiert auf eine übermäßig lange Nahrungsanwesenheit mit ständigem Aktivieren neuer Salzsäure. Das Ergebnis kann die Entstehung eines Magengeschwürs (Ulcus ventriculi) sein.

Bei einem zu hohen Spannungszustand der Vagusnerven wird dagegen zuviel Salzsäure produziert, die mit dem Speisebrei rasch durch den Magenpförtner am Magenausgang in den Zwölffingerdarm befördert wird. Im Zwölffingerdarm – er hat diesen Namen wegen seiner Länge erhalten, er ist nämlich zwölf Querfinger lang – greift die überschüssige Salzsäure die Darmwand an, und es kann deshalb daraus ein Zwölffingerdarmgeschwür (Ulcus duodeni) entstehen.

Den Röntgenologen, die festzustellen versuchen, ob der Patient ein Geschwür hat oder nicht, muß man allen Respekt zollen. Durch verschiedene Kontrastmittel, die der Patient schluckt, kann ein Ulkus auch oft nachgewiesen werden. Manchmal allerdings ist röntgenologisch nicht exakt bestimmbar, ob es sich um ein Geschwür oder ein Karzinom handelt.

Um auszuschließen, daß es sich um ein Karzinom handeln könnte, muß eine Gastroskopie durchgeführt werden, also die optische Untersuchung der Magenschleimhaut mit einem Endoskop oder einer Magenkamera. Da auch das nicht immer eindeutige Befunde bringt, sollte man sicherheitshalber eine Biopsie anschließen, die Entnahme eines kleinen Gewebestückchens aus der Magenschleimhaut, das auf entartete Zellen hin untersucht werden kann.

Selbstverständlich ist in jedem Fall eine Untersuchung des Magensaftes erforderlich. Zwar gibt es immer wieder Zweifel an der Verläßlichkeit einer auf die Magensaftanalyse hin gestellten Diagnose, aber Zweifel sind in unterschiedlichem Maße schließlich bei so gut wie jeder Diagnosehilfe angebracht, ob im Labor oder am Röntgenschirm.

Zu beachten ist: Die Zusammensetzung des Magensaftes ändert sich bereits nach einer relativ kurzen psychischen Belastung – und eine bevorstehende Untersuchung auf ein Magengeschwür kann bei vielen Patienten bereits solch eine Belastung darstellen. Deshalb ist es möglich, daß die ungünstige Magensaftanalyse nur von der Aufregung des Patienten wegen der Untersuchung herrührt, nicht aber von einem chronisch erkrankten Zustand.

Die Magensaftanalyse (Sekretionstest) bringt letztlich weniger Klarheit über die Art der Erkrankung als über die Notwendigkeit und Art einer Operation.

In der Münchner Chirurgischen Klinik konnte man vor einigen Jahren bereits durch diesen Sekretionstest etwa 40 Prozent der untersuchten und als ziemlich sicher geltenden Anwärter auf eine Zwölffingerdarm-Operation noch von der Operation zurückstellen. Bei den restlichen Patienten wurde der Sekretionstest als Entscheidungshilfe für die Art der durchzuführenden Operation genutzt.

Das nämlich scheint die größte Schwierigkeit bei der Magen-Darm-Chirurgie zu sein: Welche Methode soll man in jedem individuellen Fall anwenden?

Die Geschichte der Magenchirurgie ist bis auf vereinzelte allgemein wohl recht unbefriedigend verlaufene Experimente ziemlich neu. Sie begann erst vor rund hundert Jahren unter der Führung des Chirurgen Theodor Billroth, der schließlich am 29. Januar 1881 die erste der berühmt gewordenen Magenoperationen nach »Billroth I« durchführte.

Es handelte sich um die Entfernung eines Magenpförtnerkrebses. Etwa ein Drittel des unteren Magenteils mit Antrum und Magenpförtner wurden herausgeschnitten, und der Magenstumpf wurde mit dem Zwölffingerdarm vernäht.

Es ist keine Frage, daß bei einem Magenkrebs oder auch bei einem dringenden Verdacht auf Magenkrebs operiert werden muß. Heute gibt es bei Magenkrebs, der noch für die meisten Todesfälle durch bösartige Tumoren bei uns verantwortlich ist, erstaunliche Operationstechniken. Meist wird der gesamte Magen entfernt, wobei es bei Anwendung modernster Methoden (A. P. W. Gütgemann) oft gelingt, dem Patienten trotzdem eine lebenswerte Existenz zu sichern.

Die unumgängliche Notwendigkeit einer solchen Operation macht jede Diskussion über mögliche Komplikationen und Rückfälle überflüssig. Das gleiche gilt selbstverständlich für so absolute Indikationen wie das Eindringen eines Geschwürs in benachbarte Organe, den Durchbruch eines Geschwürs in die Bauchhöhle, starke Magenblutungen und einige andere Notfallsituationen.

Aber bereits im gleichen Jahr, in dem Billroth erstmals einen

Magenkrebs auf so sensationelle Weise operierte, berichtete ein anderer Chirurg über die Entfernung eines durch gutartige Geschwüre vernarbten und verengten Magenpförtners nach der gleichen Methode.
Die Redaktion der medizinischen Fachzeitschrift, in der über diese Operation berichtet wurde, setzte darunter den Satz:
»Hoffentlich die erste und die letzte.«
Es war die erste Operation von Millionen, die folgen sollten und wahrscheinlich noch folgen werden, falls nicht ein grundlegender Wandel im ärztlichen Denken eintritt.
Die Bewunderung über den kunstvollen Eingriff nach Billroth I machte bald einer gewissen Skepsis Platz, denn eine Anzahl nach dieser Methode operierter Patienten litt unter bedeutenden Folgebeschwerden. Und die Tatsache, daß einige Zeit nach der Operation häufig neue Geschwüre entstanden, entmutigte die Chirurgen, die mit Recht stolz waren, die sehr komplizierte Verbindung zwischen Restmagen und Zwölffingerdarm einwandfrei hergestellt zu haben.
Der übriggebliebene Teil des Magens arbeitet infolge des nach wie vor fehlgesteuerten Vagusnervs oft auch weiterhin fehlerhaft. Das entfernte, Gastrin produzierende Antrum und der ebenfalls entfernte, zu faul (Magengeschwür) oder zu hektisch (Zwölffingerdarmgeschwür) arbeitende Magenpförtner genügten nicht als Maßnahme zur Regulierung des Säurehaushalts im Magen.
Wenige Jahre nach Billroth I dachte man sich deshalb eine neue Technik aus und nannte sie Billroth II, obgleich der Chirurg Billroth sie nicht erfunden hatte. Man schnitt diesmal gleich zwei Drittel des Magens heraus, ließ nur das oberste Drittel übrig, legte den Zwölffingerdarm still und verband den Restmagen mit einer Dünndarmschlinge (Jejunum). Die Anlage der Dünndarmschlinge konnte auf verschiedene Weise erfolgen, wobei von Jahr zu Jahr und von Krankenhaus zu Krankenhaus immer neue Abwandlungen gefunden wurden – in der Hoffnung, es könnte sich bei den Abwandlungen um Verbesserungen handeln.
Denn auch die Operation nach Billroth II löste für den Patienten

nicht alle Probleme. Was eigentlich nicht überrascht, wenn man bedenkt, daß hier ein kleiner Restmagen den Speisebrei ohne Magenpförtner und ohne Verarbeitung im Zwölffingerdarm direkt in den Dünndarm stürzt.

Da im Restmagen kaum noch eine Möglichkeit vorhanden ist, Salzsäure herzustellen, kam es hier wenigstens zu einer stark verringerten Neubildung von Geschwüren.

Aber an einer anderen Stelle konnte sich dafür ein Geschwür entwickeln, an der Verbindungsstelle zwischen Restmagen und Dünndarmschlinge. Hier bildet sich nach solchen Operationen bisweilen ein Geschwür, das die gleichen Beschwerden verursacht wie die zuvor operativ behandelten, das noch dazu schwieliger ist als die ersteren und seinerseits eine operative Entfernung dringend erforderlich macht.

Die zweite Operation ist manchmal ein chirurgischer Umbau von Billroth II in Billroth I. Die Dünndarmschlinge wird also wieder vom Magenstumpf abgetrennt, und der Magenstumpf wird an den zuvor stillgelegten Zwölffingerdarm wieder angeschlossen. Was immerhin für eine bessere Verdauung des Speisebreis gut ist, denn der Zwölffingerdarm ist nun mal nicht nur zur Zierde im Bauch, sondern hat wichtige Aufgaben zu erfüllen, die er nach Billroth II im gleichen Maße nicht wahrnehmen konnte.

Andererseits hat der Patient nach der zweiten Operation nun einen sogenannten Billroth-I-Magen, und damit muß er mit den Komplikationen rechnen, die nach dieser Operation auftreten können. Das verzweifelte Bemühen der Chirurgen, eine Lösung zu finden, bei der einerseits dem Patienten ein funktionierender Verdauungstrakt belassen, andererseits die Salzsäureproduktion unterbunden wird, brachte sie auf den Gedanken, sich einmal um den Hauptverursacher der Säureproduktion zu bemühen, um den Vagusnerv.

Man erinnerte sich an den Russen J. P. Pawlow und seinen speicheltriefenden Hund. Der Anblick von Futter reizte den Vagus des Hundes, der Vagus setzte die Nahrungssekrete sozusagen in Betrieb.

Konsequent – wie man meinte – schnitten deshalb einige Chirurgen den zum Magen führenden Nervenstrang des Vagus durch. Der durchtrennte Vagus hat aber auch die Leber und andere Teile im Bauchraum zu versorgen – und von daher ergaben sich abermals postoperative Beschwerden.
Außerdem kam es trotz des durchschnittenen Vagus wiederum zu Geschwüren. Denn nach wie vor arbeitete ja im Antrum das Gastrin, das Säure wecken konnte.
Unverdrossen wurden weitere Operationstechniken ausgetüftelt. Man durchtrennte den Vagus und entfernte das Antrum, oder man durchtrennte nur einzelne Äste des Vagus und erweiterte den verengten Magenpförtner (selektive Vagotomie mit Pyloroplastik). Oder man versuchte es in geeignet erscheinenden Fällen nur mit der gezielten Ausschaltung einiger Vagusnervenfasern am oberen Magen (supraselektive Vagotomie).
Die Mischung und Kombination all dieser Methoden hat der Magenchirurgie ganze Berge von Fachbeiträgen beschert, bei deren Lektüre der Laie zwischen Staunen und Mitleid schwankt. Es hat den Anschein, als ob die Magenchirurgie um die Quadratur des Kreises bemüht sei.
Mit der Zahl der Operationsmethoden stieg auch die Zahl der möglichen Komplikationen. Und je nachdem, ob man die entsprechenden Statistiken bei den Internisten oder bei den Chirurgen nachliest, findet man, daß der Prozentsatz an postoperativen Beschwerden nach Magenoperationen höher oder niedriger ist.
Zu dehnbar sind Begriffe wie »Magenbeschwerden«, und zu groß ist der Spielraum bei den Kriterien, die jeder Statistik zugrunde liegen.
Als man bei einer größeren Überprüfung von Magenoperierten feststellte, daß jeder fünfte Patient postoperative Beschwerden angab, konnten die Internisten sagen: »Also waren 20 Prozent der Operationen nicht befriedigend.« Jedoch nur bei der knappen Hälfte dieser mit Beschwerden behafteten Patienten konnten dann tatsächlich durch Röntgenaufnahmen, Gastroskopien und

andere Tests klinisch nachweisbare Veränderungen gefunden werden. Deshalb konnten die Chirurgen sagen: »Mehr als die Hälfte der unter Beschwerden klagenden Patienten sind eben neurotisch, man kann sie nicht zu den immer wieder zitierten ›Opfern einer Operation‹ zählen. Mithin waren über 90 Prozent aller Magenoperationen erfolgreich.«

Es geht weniger um Prozentzahlen, es geht vorrangig um den Patienten, dem die Beschwerden übrigens nicht dadurch genommen werden, daß man sie als neurotisch bezeichnet und aus einer Statistik entfernt.

Für den Patienten von nur geringem Interesse sind sicherlich auch die Ansichten der Verfechter einzelner Operationsmethoden, die beweisen sollen, die eigene Methode sei allen anderen überlegen und löse merklich weniger Komplikationen und Folgebeschwerden aus.

Bei der Aufzählung einzelner Folgebeschwerden soll darum nicht untersucht werden, bei welcher Methode sie am ehesten auftreten könnten.

Selbstverständlich bereitet vielen Operierten der zu kleine Magen unbehagliche Gefühle während des Essens und kurz danach. Völlegefühl und Hungergefühl können gleichzeitig auftreten, Druck und Schmerzen oder auch Erbrechen sind möglich.

Wesentlich ernster ist das Dumping-Syndrom, ein verstärktes Druck- und Völlegefühl etwa eine Viertelstunde nach dem Essen, das sich bis zur Kolik steigern kann, begleitet von Schwäche, Schwindel und Schweißausbruch sowie starkem Herzklopfen und drohendem Kreislaufkollaps.

Das Dumping-Syndrom wird hauptsächlich durch die Sturzentleerung des Speisebreis vom Magenrest in den Dünndarm ausgelöst. Zwischen Magen und Darm gibt es beim Operierten keinen Pförtner mehr, der den Brei portionsweise in den Darm entläßt. Die Magenbewegung ist durch die Operation schwer gestört, der Brei kann nicht mehr richtig weiterbewegt werden. Er stürzt wie ein Klumpen in den Dünndarm, der überdehnt wird, es kommt zum Dumping-Syndrom.

Ein schönes Beispiel für die Relativität von Prozentzahlen in der Chirurgie ist die Zusammenstellung von Arbeiten über die Häufigkeit des beobachteten Dumping-Syndroms: Zwei Fachleute fanden das Dumping-Syndrom »selten« (Nissen 1952, Zenker 1968), andere fanden es bei 4,45 Prozent (Dorn 1961), bei 10,5 Prozent (Krause 1963), bei 22,1 Prozent (Mangold 1964), bei 39,6 Prozent (Moore, Harkins 1954) und bei 69 bis 75 Prozent (Goligher 1952) aller untersuchten Patienten.
Es ist übrigens zwischen dem Früh-Dumping kurz nach dem Essen und dem Spät-Dumping einige Stunden nach dem Essen zu unterscheiden. Das Spät-Dumping geht auf das zu schnell und in zu hoher Konzentration in den Dünndarm gelangte Kohlenhydrat zurück.
Als weitere Folgebeschwerden können Magenschleimhaut- und Dünndarmentzündungen eintreten. Man hat Operierte, deren Magenstumpf an den Dünndarm angeschlossen wurde, in zeitlichen Abständen immer wieder untersucht und festgestellt, daß von Untersuchung zu Untersuchung der Zustand der Magenschleimhaut stärker zu wünschen übrigließ. Nach einem Jahr hatten nur noch 3,5 Prozent der Patienten eine normale Magenschleimhaut. Aber was sind in chirurgischen Statistiken schon 3,5 Prozent, und was heißt in der Medizin schon normal.
Als eindeutig unnormal jedoch kann man Komplikationen bezeichnen, wenn beispielsweise nach der Operation der Speisebrei in der falschen Richtung in den Dünndarm fließt und dort wie im Kreis herumgeschickt wird oder aber im blinden Stumpf des Zwölffingerdarms landet und dort verharrt. In solchen Fällen muß stets nochmals operiert und eine Umleitung erreicht werden. Diese Zweitoperationen können problematischer sein als die Erstoperationen. Man kann sie aber manchmal nicht umgehen, wenn es zu einem postoperativen Geschwür kommt.
Es gibt also hier zwei Arten von Geschwüren. Die einen kommen trotz der Operation, und die anderen kommen wegen der Operation. Die wegen der Operation kommen, sind die gefährlicheren. Weil eine Magenoperation schwerwiegende Veränderungen nach

sich zieht, die nicht allein auf den Magen beschränkt bleiben, ist es verständlich, daß Folgeerscheinungen manchmal auch bei benachbarten Organen auftauchen. Bei der Leber, der Gallenblase und der Bauchspeicheldrüse, die im engen Zusammenhang zum Magen und besonders zum Zwölffingerdarm stehen.

Ebenso offensichtlich ist es, daß es zu einer Reihe von Symptomen kommen kann, die man allgemein als das »Postoperative Mangelsyndrom« bezeichnet und sich in Ernährungsstörungen bemerkbar machen wie Untergewicht, Muskelschwund, Anämie, Knochenleiden.

Es mangelt bei diesem Syndrom an einigen Vitaminen (A, D, K), an Eiweiß, Calcium, Kalium, Magnesium und Eisen. Und es besteht ein Mangel an Kalorien.

Denn viele Magenoperierte gehen ernährungsmäßig auf Zehenspitzen. Sie trauen sich nicht richtig zu essen. Sie nehmen eine Angstdiät zu sich, weil sie befürchten, ihrem kaputten Magen zuviel zuzumuten.

Bestätigt fühlen sie sich in ihrer Vorsicht, weil früher von den Ärzten fast automatisch eine fade Schonkost angeordnet wurde. Aber eine Magenschonkost, die aus labbrigem Brei besteht und eine Unterversorgung an Vitaminen, Spurenelementen und auch Kalorien mit sich bringt, ist höchstens geeignet, den Kranken einer weiteren Operation näher zu bringen. Sie hilft nur, wenn der Patient sich einbildet, daß sie hilft, und wenn sein Magen gleichzeitig stabil genug ist, sie auszuhalten.

Eine richtige Ernährung ist für den Ulkusgefährdeten eine Diät, wie sie etwa die »Manager-Diät« darstellt: starkes Weglassen der Kohlenhydrate und starke Betonung von Eiweiß. Man sollte auf eine Trennung von Flüssigkeit und fester Nahrung achten, zum Essen also nicht trinken. Man sollte sich einschränken beim Genuß von Gemüse und von zellulosereichem Obst. Vorsicht mit Süßspeisen, überhaupt mit Zucker. Vorsicht manchmal auch mit Milch, dafür lieber Milchprodukte wie Quark wählen.

Und man sollte häufiger als gewöhnlich essen, dafür aber kleinere Mengen zu sich nehmen und sehr gut und bedächtig kauen.

Die richtige Ernährung für den Magenoperierten ist wichtig. Noch wichtiger ist sie für denjenigen, der die Magenoperation vermeiden möchte.

Nicht jeder Magenkranke will das. Es gibt Menschen, die ihre Magenbeschwerden unbewußt pflegen und auf eine Operation hinarbeiten, weil sie eine schwere Erkrankung als einzig annehmbare Entschuldigung für die Beendigung einer bedrückenden Lebenssituation ansehen. Für sie ist die Magenoperation die Flucht aus der belastenden Umwelt, der belastenden Arbeit oder den belastenden Familienverhältnissen. Nach der Operation werden sie mit Bestimmtheit nicht geheilt sein und unentwegt weitere Beschwerden anmelden. Ihr Rentenwunsch macht das ständige Vorhandensein von Beschwerden notwendig.

Die Schilderung der Magenoperation und der dabei möglichen Folgen könnte dem einen oder anderen »Problem-Flüchtling« klarmachen, daß er nicht aus den Problemen heraus, sondern in die Probleme hinein flüchtet.

Andererseits wäre es Unfug und in diesem Fall der Gesundheit direkt abträglich, wenn man sich durch die Aufzählung der möglichen Komplikationen in Panik versetzen ließe.

Es ist nämlich anzunehmen, daß sehr viele Menschen in ihrem Leben bereits Magen- oder Zwölffingerdarmgeschwüre gehabt haben, ohne es zu wissen. Sie sind spontan wieder abgeheilt und haben höchstens eine kleine Narbe hinterlassen.

Von den erkannten Geschwüren können die meisten durch konservative Therapie beeinflußt werden, durch die schon genannte Diät, durch Kuraufenthalte mit dem dabei stets geforderten »Milieuwechsel«. Der Magenkranke muß aus seiner Streßsituation herausgeführt werden.

Zusätzlich werden die Magenkranken mit Medikamenten behandelt. Jährlich werden in der Bundesrepublik etwa sechzig Millionen Mark für säurepuffernde und schleimhautschützende Medikamente ausgegeben.

Bei allen Vorbehalten gegenüber Zahlenangaben kann man doch schätzen, daß nur etwa jeder zehnte Patient, der wegen Magen-

und Zwölffingerdarmgeschwüren in Behandlung ist, operiert wird. Und von diesen Patienten hat wiederum nur jeder zehnte ernsthafte Folgebeschwerden zu befürchten.
Die Wahrscheinlichkeit, daß der behandelte Patient geheilt wird, ist demnach 100:1. Ein Erfolg, wenn man bedenkt, daß durch die Verbesserung konservativer Methoden und eine auch bei den Chirurgen immer strenger gehandhabte Auswahl der zu operierenden Patienten die meisten Operierten zu den komplizierteren Fällen mit dem automatisch höheren Risiko zählen.
Zufriedenheit scheint also angebracht zu sein.
Aber diese Zufriedenheit will sich nicht einstellen bei dem Gedanken, daß seit hundert Jahren nunmehr in Millionen von Fällen Patienten chirurgisch behandelt werden, die psychosomatisch erkrankt sind.
Die Magenchirurgie ist – bis auf die Eingriffe in Notfällen und bei Krebsverdacht – fast immer eine verfehlte Maßnahme, weil sie zwangsläufig nur die Wirkung der Krankheit beseitigt und nicht die Ursache.
Geschwüre entstehen durch die Säure, die Säure wird gesteuert durch den Vagus und das Gastrin. Geschwüre entstehen deshalb nur durch eine nervliche und/oder hormonelle Fehlsteuerung.
Das Entfernen des Gastrin produzierenden Antrum und das Durchtrennen der Vagusnerven macht den Menschen nicht gesund, es macht ihn – wenn diese Wortschöpfung erlaubt ist – nur unkrank für eine gewisse Dauer. Wenn die Regulierung des Verdauungsmechanismus im Magen gestört ist, so ist das kein gesunder Zustand.
Mehr noch als bei dem Beispiel der Gallenblasenleiden gilt hier die Erkenntnis, daß man gezielt den Verursacher der Erkrankung behandeln sollte, nicht lediglich die erkrankten Organe. Ein Durchtrennen des Vagus ist keine Behandlung, sondern eine Zerstörung des Verursachers. Obgleich besonders bei den selektiven und supraselektiven Durchtrennungen anzunehmen ist, daß sich das vegetative Nervensystem nach einigen Jahren über den Ausbau von überbrückenden Nervenfasern einen Ersatz bildet. Dies

erklärt auch die ziemlich spät erfolgenden Geschwürsneubildungen, die auch nach der Vagotomie bisweilen auftauchen.
Es sollte geradezu eine Selbstverständlichkeit sein, in einer Lebenssituation, die zu Geschwüren führen kann, zweierlei zu tun: Erstens ernsthaft bemüht sein, die psychischen Auslöser zu neutralisieren, die Streßfaktoren konsequent zu entfernen bis hin zum Berufswechsel oder Ortswechsel – und zweitens die physische Behandlung nicht auf eine Ernährungsumstellung, Nikotin- und Alkoholverzicht zu beschränken, sondern dem hauptsächlichen Verursacher der Geschwüre, dem vegetativen Nervensystem, das gestörte Gleichgewicht zurückzugeben.
Diese Balance des Gesamtvegetativums sollte rechtzeitig erfolgen, also vor der Einweisung in ein Krankenhaus und vor der angesetzten Operation.
Dann könnten nicht nur die Fälle, die eine Operation zwingend notwendig machen, drastisch verringert werden, es käme auch zu einer bedeutenden Verringerung der durch Geschwüre ausgefallenen Arbeitstage: Jährlich gehen der Volkswirtschaft über dreißig Millionen Arbeitstage verloren.
Daß ein Versuch, den Vagus zu einer normalen Funktion zu veranlassen und damit die Säureproduktion zu regulieren, bisweilen auch in spätem Stadium noch lohnend sein kann, soll der Fall eines Patienten aus der Praxis dokumentieren.

Herr Rudolf L. aus dem Rheinland schildert seinen Fall:

»Ich bin von Beruf selbständiger Kaufmann und einundsechzig Jahre alt. Ich habe meine Magenbeschwerden immer schon ernstgenommen und dementsprechend gelebt, also mich vorgesehen mit dem Essen. Aber mein Beruf hat mich beansprucht, und ich mußte immer viel unterwegs sein und habe wohl auch mit Geschäftsfreunden oder bei Abschlüssen öfters etwas getrunken, auch Hartes, ja. Aber im großen und ganzen habe ich mich immer zusammengenommen.
Mit dem einen Arzt in unserem Kreiskrankenhaus bin ich gut

bekannt, und dem habe ich von meinen Beschwerden erzählt, weil ich mir gleich sagte, das kann ich mir nicht leisten, so lange auf der Nase zu liegen mit einer Sache. Da will ich lieber gleich klargehen und mich fit halten. Das hat er erst nicht ernstgenommen, der Arzt. Aber dann haben sie mich doch ins Krankenhaus bestellt, und gleich 'rein mit dem Brei, und dann hieß es schon: Ja, was haben wir da, das sind ein paar saftige Dinger, Magengeschwüre.

Schon ging es los mit den Tabletten, und als es nicht besser wurde, ab zur Kur für drei Wochen. Ich habe mich nicht erholt, obwohl, Sonne war ja da. Aber drei Wochen das Geschäft sausen lassen, da war mir überhaupt nicht wohl dabei. Das ging noch ein Jahr so. Tabletten, Diät und sogar Massage und einmal zum Psychologen, aber nie wieder, der hat ja noch mehr gesponnen als ich. Und dann hat es zu bluten angefangen, und ich wieder ins Krankenhaus 'rein, und die haben mich dabehalten und gesagt, nun ist Schluß. Sie haben versucht, die Geschwüre und das Bluten wegzubringen, und dann hieß es, jetzt wird operiert. Also gut, die machen lauter Tests. Und dabei stellt sich 'raus, daß es nicht geht, weil ich was mit dem Kreislauf habe und über sechzig bin, und da geht es aus irgendeinem Grund nicht mit der Narkose, da bleibe ich denen glatt auf dem Tisch liegen bei der Operation.

Was jetzt. Ich sage zu den Ärzten: Meine Herren, wenn da nichts mehr zu machen ist, dann eben nicht, auf Wiedersehen. Da muß ich 'raus hier und sehen, daß ich mein Haus bestelle.

Also, auf eigene Verantwortung bin ich 'raus aus dem Krankenhaus, und es sah immer noch übel aus mit mir. Aber meine Frau kommt eines Abends mit einem Artikel an und liest mir von Ärzten vor, die in einer Praxis neuartige Methoden machen, die Akupunktur und Neuraltherapie und wie sich alles nennt. Das sollte auch was helfen bei nervösen Magenbeschwerden zum Beispiel.

Ich habe wochenlang warten müssen, bis ich endlich hingekommen bin, mir war schon alles egal. Ein Arzt hat mich ge-

nommen, und rein in die Kabine, und dann bekam ich eine Spritze direkt in den Magen 'rein und einen Pikser in den Hinterkopf, und dann hat er mir am ganzen Körper verteilt dünne Nadeln 'reingesteckt, das war die Akupunktur. Zehn Minuten etwa mußte ich so liegen, dann kam einer und zupfte die Nadeln 'raus, und ich konnte wieder abmarschieren. So ein Blödsinn, dachte ich, bis ich dann merkte: Die Schmerzen lassen etwas nach. Nach einer Woche war ich wieder in der Praxis, die gleiche Tour noch einmal. Dritte Woche noch einmal.
Wie das möglich ist, weiß ich nicht. Aber seitdem habe ich nie wieder eine Magenblutung bekommen, und ich habe auch nicht mehr diesen Druckschmerz wie sonst. Ich mache noch Diät und passe mit den harten Sachen auf, mit dem Geschäft lasse ich es auch mehr an der langen Leine laufen. Ich bin eben ruhiger geworden, ausgeglichener. Entspannt, sagen wir mal. Ich denke auch nicht mehr an den Magen. Im Krankenhaus war ich erst jetzt, zwei Jahre nach diesen drei Behandlungen in der Praxis, zum Checken. Wo die Geschwüre gewesen sind, da sind jetzt Narben. Ich habe gefragt, ob so was operiert werden muß. Da haben die glockenrein und silberhell gelacht.«

Die Beseitigung eines so fortgeschrittenen Magenleidens durch drei neuraltherapeutische Injektionen in die Magengrube und eine begleitende Akupunkturbehandlung kann nicht als alltägliche Begebenheit hingestellt werden, andererseits ist es auch kein Einzelfall.
In der Regel sollte der Patient erheblich früher zum Neuraltherapeuten und zum Akupunkteur finden. Die Akupunktur hat bei Oberbauchbeschwerden einen wesentlichen Anteil an den zu erwartenden Erfolgen.
Es sei hier erinnert an die Feststellung des Wiener Akupunkturpapstes Dr. Bischko, daß es in seinem Institut gelungen ist, auch bei der gefürchteten Colitis ulcerosa durch Akupunktur zu Erfolgen zu gelangen. Diese mit der Bildung von Dickdarmgeschwüren verbundene Erkrankung besitzt Ähnlichkeit mit den

Magen- und Zwölffingerdarmgeschwüren. Auch hier erkranken ganz bestimmte »Ulkuspersönlichkeiten«.
Auch auf einem weiteren Gebiet der Darmchirurgie soll eine sachgerecht angewandte Akupunktur eine Operation vermeidbar machen: beim Darmverschluß.
Die Ileus-Operation, die chirurgische Beseitigung eines aus mehreren Ursachen heraus möglichen Darmverschlusses (unter anderem als Folge von Bauchoperationen), ist mit einem hohen Risiko verbunden. Es gibt medizinische Fachbücher, in denen eine Todesrate von 50 Prozent angegeben wird. Aber, wie das mit solchen Angaben eben ist, es gibt auch eine Sammelstatistik (von Tschuchrijenko), nach der 50 Prozent der Ileus-Operationen gelingen, bei 20 Prozent mäßige und nur bei 30 Prozent schlechte Ergebnisse zu erwarten sind. Wobei immer noch offenbleibt, was Tschuchrijenko als schlechtes Ergebnis wertet.
Von den Ileus-Operierten müssen nach dieser Statistik über 16 Prozent noch ein zweites Mal operiert werden. Es ist interessant, daß diese Statistik aus der Sowjetunion stammt. Denn ebenfalls aus der Sowjetunion kommt die Meldung, daß es sowjetischen Ärzten geglückt sein soll, bei 70 Prozent an Darmverschluß erkrankter Patienten durch neuraltherapeutische Injektionen an den sogenannten abdominalen Grenzstrang eine spontane Heilung zu erzielen und somit die riskante Operation zu vermeiden.
Eine Hoffnung, die bei allen hier angebrachten Zweifeln auf ihre Berechtigung hin geprüft werden sollte.
Mehr als eine Hoffnung ist bereits die Möglichkeit, durch neuraltherapeutische Behandlungen und durch Akupunktur das Risiko einer wegen Geschwüren drohenden Magenoperation noch stärker zu senken als bisher.
Der zu starke (Zwölffingerdarmgeschwür) oder der zu schwache (Magengeschwür) Spannungszustand des Vagus wird durch die neuraltherapeutische Injektion an die Magengrube zur Regulation gebracht, unterstützt durch eine ebenfalls spannungsausgleichende Akupunktur.
Es bleibt die Frage zu beantworten, ob auch Geschwüre beein-

flußt werden können, die nicht durch fehlgesteuerte Vagusreize, sondern durch fehlgesteuerte Hormonausschüttung (Gastrin) zustande kommen. Hier könnte sich die Akupunktur als hilfreicher erweisen als die Neuraltherapie.
Eine andere Frage jedoch kann, falls sie irgend jemand stellt, leicht beantwortet werden: Was war das für ein Pikser am Hinterkopf, von dem der Patient mit der Magenblutung sprach? Es war die Injektion einiger Tropfen der neuraltherapeutischen Impletollösung in den Akupunkturpunkt LG 19, der den beruhigenden Beinamen führt: »Das Bellergal der Akupunktur«.

Blinddarm

Sonntags nie?

Im Jahre 1971 erblickte der »großdeutsche Blinddarm« das Licht der Fachwelt.

Der Geburtsort war das amerikanische Fachjournal »Medical Care«, Jahrgang IX, Seite 311 bis 330, und als Geburtshelfer waren zwei Epidemiologen an der Medizinischen Hochschule Hannover verantwortlich, Professor Pflanz und die damalige Doktorandin Lichtner.

Es handelte sich dabei um einen internationalen Vergleich über die Operationshäufigkeit und Todesrate bei Blinddarmoperationen, angestellt aufgrund der Weltgesundheitsstatistik der Weltgesundheitsbehörde in Genf und aufgrund einer Statistik aus dem Raum Hannover.

Was hier auf wenigen Seiten zusammengetragen worden war, wirkte alarmierend. Denn man konnte dem Bericht entnehmen, daß – zum Beispiel gegenüber Schweden, England und den USA – im Gebiet des ehemaligen Großdeutschen Reichs etwa die dreifache Anzahl von Blinddarmoperationen durchgeführt wurde und die etwa dreifache Anzahl an daraus resultierenden Todesfällen zu verzeichnen war.

Der im amerikanischen Fachjournal erschienene Bericht kam wie ein Bumerang zurück nach Deutschland und fand über den Umweg etwas ratlos klingender Kommentare deutscher Fachzeitschriften sogar den Weg in den »Spiegel«, der einige Zahlen aus dem Bericht zitierte:

»Von 100 000 Bewohnern erkrankten pro Jahr beispielsweise in Uppsala (Schweden) nur 580 am Blinddarm, in Liverpool nur

490, in den amerikanischen New-England-Staaten nur 340, in Hannover dagegen waren es 1966/67 nicht weniger als 1190.
Und während 1966 die Todesrate bei Blinddarm in Griechenland mit 0,4 (pro 100 000 Menschen) am niedrigsten und in Ungarn mit 1,9 am höchsten in fremdsprachigen Ländern war, erreichte sie in der DDR 3,1, in der Bundesrepublik 3,3, in Österreich 3,8 und in West-Berlin gar 5,5.«
Außerdem konnte man dem Bericht entnehmen, daß in Hannover mehr Reiche als Arme am Blinddarm operiert und die Blinddarmoperationen an Sonn- und Feiertagen nur selten vorgenommen wurden.
Professor Pflanz staunte: »Eine merkwürdige Krankheit, die an Wochenenden kaum auftritt und bei Angestellten dreimal häufiger vorkommt als bei Arbeitern.«
Selbstverständlich machten sich Pflanz und seine Assistentin Lichtner ihre Gedanken, welcher Faktor wohl einen allen Menschen eigenen Blinddarm in einen so völlig anders reagierenden großdeutschen Blinddarm verwandeln könnte.
Schuld daran, so meinten sie, sei möglicherweise ein beim Deutschen ausgeprägtes »Blinddarm-Bewußtsein«. Der Patient käme mit Bauchschmerzen zum Hausarzt und äußere bereits selbst den Verdacht, es müsse sich um den Blinddarm handeln. Der Hausarzt reiche den Patienten an den Chirurgen weiter, und der Chirurg operiere, denn er wolle keine Scherereien bekommen, falls es sich tatsächlich nicht um eine eingebildete, sondern um eine akute und in diesem Fall sehr ernst zu nehmende Blinddarmentzündung handeln sollte.
In den meisten Fällen allerdings wäre die Operation vermeidbar gewesen, aber das wisse man eben leider erst, wenn der herausgeschnittene Blinddarm unter dem Mikroskop des Histologen liege, der einzelne Gewebeteile untersuche.
Die zwischen Patient, Hausarzt und Chirurg »ausgehandelte Diagnose« (Pflanz) besaß in den USA einmal eine böse Variante, denn es wurde zwischen Hausarzt und Chirurg finanzielles Ping-Pong gespielt: Schickte der Hausarzt einen Blinddarmpatienten

zum Chirurgen, schickte der Chirurg ihm die Hälfte des Operationshonorars. Als man das erkannte, wurden strenge Nachkontrollen mit Untersuchung der entfernten Blinddärme angeordnet, was bald zu einer stark verringerten Zahl der Operationen führte.
Daß finanzielle Gründe ausgerechnet die Chirurgen der DDR, der Bundesrepublik und Österreichs zum Messer greifen lassen, halten Pflanz und Lichtner für unwahrscheinlich. Sie wiesen jedoch auf die Anforderungen hin, die jeder Arzt vor der Anerkennung als Facharzt der Chirurgie zu erfüllen hat und die unter anderem den Passus enthalten, der Kandidat müsse mindestens 40 Blinddarmoperationen selbständig durchgeführt haben.
Man könnte daraus entnehmen, daß junge Ärzte auf der Suche nach Patienten ohne rechtsseitige Bauchnarbe umherstreifen, um ihr Punktekonto durch eine rasch und einfach durchzuführende Operation aufzubessern.
Derartige Vorstellungen irritierten natürlich viele Chirurgen, und man grub sämtliche Statistiken aus, die es über diesen ärgerlichen Blinddarm gab. Vielleicht gab es einen Fehler im Bericht von Pflanz und Lichtner, vielleicht stellte sich der besonders kaputte Typ des großdeutschen Blinddarms als »Rohrkrepierer« heraus. Man wurde jedoch zuerst nicht recht fündig.
Auf solche Weise wurde dieses kleine und unscheinbare Anhängsel der Chirurgie plötzlich wieder zu einem gewichtigen Thema für Diskussionen und Kongresse.
Mittelpunkt war dabei die Frage, die jeden Chirurgen nicht nur bei diesem Thema immer wieder beschäftigt: »Soll man im Zweifelsfall operieren oder nicht?«
Der Blinddarm ist ein Zweifelsfall in Millionenauflage. Wer hier exakte Erkenntnisse sucht, unternimmt eine Moorwanderung im Nebel.
Immerhin eines kann man bei der Beschreibung des Blinddarms und seiner Erkrankung klarstellen: Es handelt sich so gut wie nie um den Blinddarm, eine taschenförmige Sackgasse des Dickdarms, sondern um jenen am Ende des Blinddarms befindlichen,

bleistiftdünnen und kleinfingerlangen Wurmfortsatz, bekannt als Appendix (Anhang).

Man weiß nicht, wozu die Appendix da ist und wo sie ist. Eine täglich wachsende Heerschar operierter Patienten wird protestieren und sagen: »Die Appendix ist völlig überflüssig. Und sie war da, wo jetzt meine Narbe ist.«

Es wird auch Ärzte geben, die kopfnickend diese Aussage bestätigen. Deswegen muß sie noch lange nicht stimmen.

Die Meinung von der absoluten Entbehrlichkeit des Wurmfortsatzes ist weit verbreitet, als Beweis werden die unendlich vielen Menschen herangezogen, die ohne Wurmfortsatz existieren.

Die Entbehrlichkeit steht damit fest. Nicht aber die Funktionslosigkeit. Erstaunlich viele Körperteile und Organe des Menschen sind entbehrlich, aber sie besitzen dennoch alle eine Funktion.

Eine leise Skepsis muß wenigstens gestattet sein in Erinnerung an die früher einmal vorherrschende Meinung der Mediziner, bei den Hormondrüsen handele es sich um funktionslose rudimentäre Reste ehemaliger Organe aus der Frühgeschichte der Menschheit.

Oder, um ein naheliegenderes Beispiel zu wählen: Erst jetzt dämmert einer steigenden Zahl von Ärzten die Erkenntnis von der wichtigen Funktion der für so entbehrlich gehaltenen Mandeln.

Die Appendix ist eine Lymphflüssigkeit produzierendes Organ, das wie die Halsmandeln zu den primären Immunorganen gezählt werden muß und einen wichtigen Immunschutz vor Schadstoffen und Krankheitserregern zu versehen hat, die in den Darm gelangt sind.

Die als selbstverständlich akzeptierte Meinung, die Appendix befände sich rechts am Bauch, wo man immer die Narbe sähe, muß man korrigieren. Dort, wo die Narbe ist, ist sie nicht unbedingt gewesen, dort wird sie nur gesucht.

Unser Körperinneres sieht nicht automatisch so aus wie das schöne Klappbild am Ende eines Gesundheitslexikons, wo alles ordentlich an seinem festen Platz ist.

Besonders die Lage von Magen und Darm hält sich bisweilen herzlich wenig an das Lehrbuch und zeigt im Röntgenbild ganz andere Zustände. Diese abweichende Lage kann sich noch dazu von Tag zu Tag ändern. Wenn der eine Arzt einen hochstehenden Magen feststellt und nächste Woche ein anderer dem gleichen Patienten einen Senkmagen attestiert, dann können beide Ärzte durchaus recht haben. Ähnlich wanderlustig kann die Appendix sein.

Ein Universitätsprofessor pflegte in keinem Semester die Gelegenheit auszulassen, unter pflichtschuldigem Gelächter der Studenten zu verkünden: »Von der Appendix gilt der Satz, daß der Wurm fort ist, daher der Name Wurmfortsatz.«

Er kann in Richtung Leber verschoben sein, in Richtung Bauchspeicheldrüse oder nach unten in das Becken zum Mastdarm hin. Er kann auch auf der linken statt auf der rechten Bauchseite sein. Selbst Röntgenologen gehen manchmal vergeblich auf die Jagd nach dem unzuverlässigen Anhängsel.

Dem Arzt, dem es obliegt, bei einem Patienten die Diagnose »Blinddarmentzündung« (Appendizitis) zu stellen, stehen sehr viele Hilfsmittel zur Verfügung, die ihn dazu befähigen – wie Untersuchungen (Baumann) zeigen –, bei etwa jedem dritten Patienten mit der Diagnose recht gehabt zu haben. Die Diagnose einfach an den Knöpfen abzuzählen hätte ihm also den gleichen oder besseren Dienst geleistet.

Woran soll sich der Hausarzt auch halten? Übelkeit und Erbrechen sind ein Zeichen für viele Baucherkrankungen. Bei der Appendizitis fehlen diese Anzeichen sogar bei jedem vierten Patienten. Leibschmerzen, die an der Bauchmitte beginnen und später zur rechten Seite wandern, können auf eine Appendizitis hindeuten, aber auch auf eine Reihe anderer Bauchbeschwerden. Fieber zwischen 37 und 39 Grad Celsius kann auftreten, muß aber nicht. Eine harte Spannung der Bauchdecke, die häufig festzustellen ist, kann ebenfalls fehlen, falls die erkrankte Appendix hinter dem Blinddarm oder im kleinen Becken versteckt liegt. Die als sicheres Zeichen geltende Erhöhung der weißen Blutkörperchen (Leukozyten) ist so zuverlässig wie das Werfen einer Münze: Bei akuter Appendizitis hat nur die Hälfte der erwachsenen Patienten eine – noch dazu sehr unterschiedlich – erhöhte Leukozytenzahl.

Unter diesen betrüblichen Umständen ist es nicht verwunderlich, wenn Ärzte begeistert ein Diagnosemittel loben, das ihnen bei zwei von drei Patienten, also bei mehr als der Hälfte, die Diagnose »akute Appendizitis« gestattet. Es ist die rektale Untersuchung, das Hochtasten im Mastdarm, wobei ein rechtsseitiger Schmerz auf die Appendizitis deutet.

Diese rektale Untersuchung sollte demnach bevorzugt vorgenommen werden, selbst wenn sie von den Patienten nicht als sonderlich angenehm empfunden werden sollte.

Auf die Mehrzahl der anderen Diagnosehilfen kann man dagegen ganz gut verzichten. Etwa auf den berühmten MacBurneyschen Punkt und den Lanzschen Punkt, zwei empfindlich reagierende Druckpunkte auf der rechten Bauchseite, die wegen der so unterschiedlichen Lage der Appendix für den Arzt »nur von akademischem Interesse« sind. Nicht einmal dieses akademische Interesse scheinen weitere Punkte und Krankheitshinweise zu verdienen, wie der Kümmellsche Punkt, der Morrissche Punkt, das Rovsingsche Symptom, das Sitkowskische Symptom oder gar das aus biologischen Gründen zwangsläufig nur an einem Teil der Patienten zu erprobende Ten Hornsche Zeichen, das aus einem prüfenden Zug am Samenstrang besteht.

Einigermaßen zuverlässig ist eigentlich sonst nur noch der Loslaß-Schmerz (langsames Niederdrücken der rechten Bauchdecke mit plötzlichem Loslassen) und der Versuch des Patienten, das im Liegen gestreckte rechte Bein gegen den Widerstand des Arztes in die Höhe zu heben. Verspürt der Patient einen Schmerz in der »Blinddarmgegend«, wenn der Arzt das rechte, angewinkelte Bein nach außen und wieder nach innen biegt, so gilt das als Zeichen einer bereits seit einigen Stunden bestehenden akuten Appendizitis. Immer vorausgesetzt, die Appendix des Patienten befindet sich rechts.

Es besteht immer die Möglichkeit, daß es sich bei den Beschwerden nicht um einen entzündeten oder sonstwie krankhaft veränderten Wurmfortsatz handelt, sondern um eine der vielen anderen Erkrankungen des Leibes von der Lungenentzündung über die Gallenblasenentzündung bis zu Unterleibsbeschwerden der Frau, wie der in diesem Zusammenhang immer wieder erwähnten stielgedrehten Ovarialzyste.

Kein Wunder, daß nach einer Operation die Diagnose ganz anders lautet oder lauten sollte als vor der Operation.

Erst in den letzten zehn Jahren ging man dazu über, vielfach die entfernten Wurmfortsätze histologisch auf ihren Befund hin zu untersuchen. Bei der Häufigkeit der Operation – an kleineren Krankenhäusern die häufigste Operation überhaupt – kam im Laufe der Zeit ein Zahlenmaterial zusammen, das imponieren würde, wenn Statistiken etwas weniger variabel in der Auslegung wären.

Mangels besserer Richtlinien sei hierzu eine Untersuchung (Schmolke, Kern) erwähnt, nach der jeder fünfte in eine bestimmte Universitätsklinik mit dem Verdacht einer akuten Appendizitis eingelieferte erwachsene Patient an einer anderen Krankheit litt oder aber überhaupt gesund war. Bei drei von acht eingelieferten Kindern konnte man ebenfalls die Diagnose Appendizitis nicht aufrechterhalten.

Die Appendizitis kann zustande kommen durch einen Verschluß des Wurmfortsatzes, ein Abknicken oder durch eine bakterielle Infektion.

Weil die Appendizitis im Mai und Juni vermehrt auftritt, hat man geglaubt, man könne verschluckte Kirschkerne als Verschlußursache zur Verantwortung ziehen. Nun sind Kirschen im Mai recht selten, und wir schlucken das ganze Jahr über erheblich viel mehr andere kleine harte Nahrungspartikel als Kirschkerne im Mai und Juni.

Nicht die Steine von Kirschen, so vermelden medizinische Fachbücher, sondern Kotsteine sind die Ursache des Verschlusses. Auch das ist nicht ganz richtig. Die gefundenen Verschlüsse bestehen weniger aus verkalktem Kot als aus Schleim, abgestoßenem Zellgewebe und Darmbakterien.

Wenn man schon Steine in Betracht zieht, sollte man nicht den Nierenstein vergessen. Denn nicht selten stellt es sich heraus, daß der akute Anfall einer Appendizitis in Wirklichkeit eine Nierenkolik gewesen ist.

Ist die Schleimhaut der Appendix infiziert, kann es zur Stauung in der Appendix kommen. Der Innendruck steigt, und gleichzeitig entartet bisweilen das Gewebe so stark, daß die Wand nachgibt und der gefürchtete Durchbruch in die Bauchhöhle (Peritonitis) erfolgt.

Bei der Erkrankung der Appendix fällt auf, wie stark sie mit dem gesamten lymphatischen Geschehen verbunden sein kann und mit einer Mandelentzündung in Zusammenhang steht. Es gibt Ärzte, die deswegen an eine Metastase denken, an eine auf dem Lymphweg verschleppte Infektion. Es klingt nicht sehr überzeugend.

Die Frage, was bei einer akuten Appendizitis zu tun ist, kann beim heutigen Stand der Medizin recht knapp beantwortet werden: Man muß operieren.

Allerdings gibt es Akupunkteure, die anderer Ansicht sind. Die Akupunktur hat die lange Reihe der bei Appendizitis alarmierenden Druckpunkte um einen ziemlich entscheidenden Punkt erweitert.

Der Appendixpunkt der Akupunktur besitzt den unschätzbaren Vorteil, sich nicht in der Nähe einer Appendix zu befinden. Bei aller Wanderlust des Wurmfortsatzes hat man jedenfalls bisher noch nie dieses Anhängsel am oberen Ende des äußeren rechten Schienbeines zu entdecken vermocht. Ein dort dem Akupunkteur bekannter Punkt ist tatsächlich bei akuter Appendizitis deutlich schmerzempfindlich.

Die von so vielen Druckpunkten bereits enttäuschten Ärzte sollten deshalb noch einmal Mut fassen und sich von einem Akupunkteur genau die Stelle zeigen lassen, damit sie zu den wenigen hilfreichen Diagnosemitteln noch eines dazu erhalten.

Es soll schließlich noch auf die Möglichkeit hingewiesen werden, selbst bei festgestellter akuter Appendizitis den Appendixpunkt am Bein zu nadeln und auf das Abschwellen der Entzündung zu harren, das mitunter bereits nach wenigen Stunden erfolge.
Im Lehrbuch des Wiener Akupunkteurs Bischko wird das eindrucksvoll beschrieben, wobei besonders die Tatsache beeindruckt, daß Bischko eigentlich Chirurg ist. Eine Akupunkturbehandlung bei akuter Appendizitis kann der Chirurg unter seiner Kontrolle in der Klinik sicherlich wagen, man sollte sie sonst nur in einer besonderen Notsituation ohne Operationsmöglichkeit versuchen.
Als Normalrezept für eine unblutige Therapie der Appendizitis möchten wir sie nicht empfehlen.
Denn eine so deutlich gewordene Entzündung der Appendix, die man mit einiger Sicherheit feststellen kann, befindet sich schon in einem recht erheblichen Stadium der Erkrankung.
Der Chirurg Erwin Liek schrieb: »Die akute Appendizitis befällt uns alle.« Wir bemerken es nur nicht immer. Wir halten die Beschwerden für Seitenstechen oder für einen verdorbenen Magen oder für die Folgen einer zu üppigen Mahlzeit. Wie wir auch alle irgendwann einmal kaum bemerkte Mandelentzündungen gehabt haben, die wir als leichte Schluckbeschwerden oder einen rauhen Hals registriert haben mögen, so haben wir alle bereits einmal an einer Appendizitis gelitten. Sie kann und wird zuvor schon oft in schwächerem Maße aufgetreten sein. Deshalb stimmt die Bezeichnung »akute« Appendizitis nur bedingt, man könnte sie auch als akuten Anfall einer ständig wiederkehrenden Appendizitis bezeichnen.
In der medizinischen Fachsprache gibt es die ständig wiederkehrende Appendizitis: die chronisch rezidivierende Appendizitis.
Es wäre nicht schade darum, wenn man die chronisch rezidivierende Appendizitis wieder aus der medizinischen Fachsprache herausnähme.
Hinter diesem Begriff verbirgt sich zu oft eine Unkenntnis der

wirklich vorliegenden Beschwerden. Man stellt nach einer Operation fest, daß der Wurmfortsatz nicht ganz in Ordnung war – bei einem Sechzigjährigen beispielsweise kann man ganz sicher sein, daß sein Wurmfortsatz nicht mehr die Schönheit einer Lehrbuchabbildung besitzt –, und man hofft deswegen auf eine Besserung der Beschwerden.

Bei einem Drittel der operierten Patienten bestehen aber die Beschwerden nach der Entfernung ihrer »chronischen« Appendix wie zuvor. Was ziemlich klar zeigen dürfte, daß der immer wieder zum Übeltäter gemachte Wurmfortsatz schuldlos war.

Bei den restlichen zwei Dritteln dieser Patienten kann ebenfalls noch ein erheblicher Teil einen recht unschuldigen Wurmfortsatz verloren haben. Sie hat hauptsächlich das Gefühl gesund gemacht, großartig operiert und vom im Bauch rumorenden Bösewicht befreit worden zu sein.

Woran sie in Wirklichkeit litten, das waren vegetative Darmkrämpfe.

Hier ist ein Ansatzpunkt, wo Akupunktur und Neuraltherapie Hilfe bieten können. Denn der Weg zur Beschwerdefreiheit durch die rein psychologische Wirkung einer ansonsten überflüssigen Operation ist wohl doch ein etwas zu heroisches Verfahren, das man möglichst vermeiden sollte.

Selbstverständlich soll nicht geleugnet werden, daß Neuraltherapie und Akupunktur ebenfalls auf psychisch beeindruckbare Menschen eine suggestive Heilwirkung ausüben können. Schließlich ist bei jeder Therapie auch die Psyche mit angesprochen.

Nur ist eine neuraltherapeutische Injektion an bestimmte Knotenpunkte des vegetativen Nervensystems als dem somatischen (körperlichen) Verursacher der Darmspasmen und eine unterstützende Beruhigungsakupunktur dem Organismus des kranken Menschen nutzbringender als die operative Entfernung des am Geschehen nicht direkt beteiligten Wurmfortsatzes.

Deshalb gilt die Forderung, daß in jenen Fällen, in denen der Hausarzt durch verbesserte Diagnose (Appendixpunkt der Akupunktur) annehmen darf, daß es sich um eine der immer wieder falsch mit »chronisch rezidivierende Appendizitis« umschriebenen Erkrankungen handelt, der Hausarzt vor der Überweisung zum Chirurgen noch eine neuraltherapeutische Behandlung, möglichst kombiniert mit Akupunktur, von einem verantwortungsbewußten Mediziner vornehmen läßt oder selbst vornimmt. Die hierbei benötigten Grundkenntnisse sind für einen Arzt in kurzer Zeit zu erwerben.

Man sollte nicht in die »Blinddarmpanik« verfallen, von der man bereits vor 50 Jahren gesprochen hat. Man sollte aber auch nicht eine bei akuter Appendizitis nach wie vor zu fordernde baldige Operation zu umgehen suchen aus der Angst heraus, zu den Opfern des geheimnisvollen großdeutschen Blinddarms zu werden.

Denn unterdessen haben genügend Kongresse stattgefunden, um das Weltbild des Chirurgen wieder gerade zu rücken. Der Grund für die im Gebiet des ehemaligen Großdeutschen Reichs so stark erhöhte Zahl der Blinddarmoperationen und der diesbezüglichen Todesrate liege, so wurde erklärt, einmal an der so plötzlich erfolgten Ernährungsumstellung etwa im Jahre 1949. Dieser Umschwung von Unterernährung auf Überernährung hätte bei vielen Menschen und besonders bei älteren Menschen zu Blinddarmentzündungen geführt. Und bei älteren Menschen drohe eben häufiger eine Komplikation.

Außerdem gäbe es im Ausland (etwa in den USA) die Methode, den Blinddarm so ganz nebenbei während einer anderen Bauchoperation mit herauszunehmen. Wenn dabei etwas schlecht ausginge, erschiene das immer in der Statistik der eigentlichen Hauptoperation und nicht unter der Rubrik Blinddarm.

Schließlich würde bei uns eben genau nach Lehrbuch operiert, in dem das Prinzip gelte: Lieber einmal zuviel als einmal zuwenig. In Amerika operiere man überwiegend die akute Appendizitis, bei uns dagegen nur in der Hälfte der Fälle, während die andere Hälfte die sogenannten chronisch rezidivierenden Fälle ausmache.

Über solche Bemühungen, die dreimal höhere Todesrate bei

deutschen Blinddarmoperationen freundlich zu interpretieren, könnte man sehr wohl diskutieren, wenn nicht mittlerweile das Ereignis eingetreten wäre, auf das alle gewartet haben.
Es wurde eine neue Statistik erarbeitet, die nachweist, daß es beim bundesdeutschen Blinddarm nur in 0,4 Prozent der Operationen zu ernsthaften Komplikationen kommt. Und damit steht der bundesdeutsche Blinddarm so stramm da wie der bislang als Vorbild glänzende griechische Blinddarm. Soll doch der ungarische Blinddarm nun erklären, warum er in unglaublich hohen 1,9 Prozent der Operationen solche Schwierigkeiten macht.
Bei uns ist alles in Ordnung. Auf die Statistik ist eben Verlaß.
Es bleibt als Fazit: Die Zahl der vermeidbaren Blinddarmoperationen ist so hoch wie kaum eine andere, wie man weiß. Aber man weiß es eben erst hinterher.

Trigeminus

Nerven behalten

Die Krankheit tritt mit ganz klaren Symptomen auf. Kein Arzt hat auch nur den geringsten Zweifel, bei einem Patienten mit blitzartig in eine Gesichtshälfte einschießenden, durch geringste Reize ausgelösten und Sekunden oder Minuten andauernden brennenden Schmerzen die Diagnose zu stellen: Trigeminusneuralgie.

Der schmerzende Trigeminusnerv ist die häufigste Nervenerkrankung überhaupt.

Trigeminus bedeutet Drilling. Der für das Gesicht wichtigste fünfte Gehirnnerv versorgt nämlich jede Gesichtshälfte mit drei Nervenästen. Der erste (obere) Ast durchzieht die Gegend der Augenhöhle, der zweite (mittlere) Ast findet sich unterhalb des Jochbeins und am Oberkiefer, der dritte (untere) Ast schließlich zieht sich bis zum Unterkiefer herab.

Die drei Äste jeder Seite vereinen sich an der unteren Schädelmitte zur Trigeminuswurzel. Die Trigeminuswurzel hat bedeutende Verbindungen zu den in den Schädel aufsteigenden Rückenmarksnerven und zum Thalamus, der entscheidenden Umschaltstelle für fast alle Empfindungen, die von den Nerven zum Hirn geleitet werden. Man nennt den Thalamus »Das Tor zum Bewußtsein«.

An der Trigeminuswurzel findet sich noch ein Gebilde: das Ganglion (Nervenknoten) Gasseri, das – wie jedes Ganglion – für die Weiterleitung von Nervenerregungen verantwortlich ist. Das Ganglion wurde nach dem Wiener Anatom Johann Lorenz Gasser (1723–1765) benannt. Nichts gegen die Leistungen von

Gasser, aber eigentlich besitzt dieses Ganglion einen hübscheren Namen: Halbmond heißt es auch, wegen der besonderen Form des Nervenknotens.
Die überaus schmerzhaften Attacken einer Trigeminusneuralgie können theoretisch bei jedem Menschen, gleich welchen Alters, aus vielerlei Anlässen an jedem Teil des Nervs auftreten.
Aus der leider sehr reichhaltigen Erfahrung mit dieser Erkrankung hat sich jedoch ergeben:

- Sie trifft eher Frauen als Männer.
- Sie beginnt hauptsächlich zwischen dem vierten und sechsten Lebensjahrzehnt.
- Sie tritt zu 98 Prozent einseitig, also nur an einer Gesichtshälfte, auf.
- Die rechte Gesichtshälfte ist häufiger betroffen als die linke.
- Die Häufigkeit der vom Schmerz befallenen Nervenäste: meistens der zweite und dritte Ast gemeinsam, seltener nur der zweite oder nur der dritte Ast allein, manchmal alle drei Äste oder der erste und zweite Ast gemeinsam.
- Der erste (obere) Trigeminusast im Gebiet um die Augenhöhle wird äußerst selten allein von Schmerzattacken heimgesucht, dies kann Hinweis auf bestimmte Ursachen sein.
- Die Anfälle werden in der Regel durch einen »Trigger« ausgelöst. Triggerzonen oder Triggerpunkte können sein: Sprechen, Gähnen, Niesen, Kauen, Schlucken, Temperaturreize, auch Berührungen des Wangengebietes und in der Mundhöhle.

Die Auslöser sind so verschieden wie die Dauer und Häufigkeit der ausgelösten Anfälle.
Der Arzt muß anhand der Erfahrungswerte feststellen, ob es sich bei den Schmerzen des Patienten eher um die Folge einer echten Trigeminusneuralgie oder einer sogenannten symptomatischen Trigeminusneuralgie handelt.
Diese Unterscheidung ist sehr wichtig. Wenn etwas in dem Krankheitsbild von dem eben aufgeführten Schema abweicht – und nicht nur dann –, ist immer die Möglichkeit gegeben, daß

der schmerzende Trigeminus nicht die eigentliche Krankheit ist, sondern lediglich eine Auswirkung einer anderen Krankheit.
Bei einigen Infektionskrankheiten (Grippe, Malaria, Syphilis), Gürtelrose (Herpes zoster), bei Diabetes, Gicht und natürlich bei Erkrankungen des vom Nerv durchzogenen Gebietes, also bei Zahn-, Kiefer-, Nasen-, Ohren- oder Augenerkrankungen, wird nämlich der Trigeminus oft in Mitleidenschaft gezogen. Auch ein Tumor äußert sich hin und wieder in dieser Form.
Für den Neuraltherapeuten ist eine symptomatische Trigeminusneuralgie der meist ziemlich sichere Hinweis auf das Vorhandensein eines sogenannten Störfeldes im Organismus.
Wenn der Hausarzt gründlich abgeklärt hat, daß die eigentliche Ursache einer symptomatischen Trigeminusneuralgie keine Geschwulst und keine andere offensichtlich damit in Zusammenhang stehende Erkrankung ist, dann sollte unbedingt nach einem auslösenden Störfeld gesucht werden.
Denn für den neuraltherapeutisch arbeitenden Arzt stellen sich nicht selten die angeblich echten Trigeminusneuralgien, deren Herkunft niemand kennt, doch noch als Schmerzzustände heraus, die durchaus eine sehr handfeste Ursache haben und deshalb gezielter zu behandeln und zu bessern sind.
Als Beispiel gilt eine 1971 auf der Jahrestagung der Internationalen Medizinischen Gesellschaft für Neuraltherapie nach Huneke veröffentlichte Sammelstatistik. Darin werden die Erfahrungen von 25 Ärzten mit insgesamt 639 an Trigeminusneuralgie erkrankten Patienten ausgewertet.
Die Patienten hatten vor der Behandlung durch einen Neuraltherapeuten andere Ärzte aufgesucht und dort keine oder nur kurzzeitige Hilfe erfahren. Jeder fünfte Patient hatte bereits eine oder mehrere (bis zu sechs) Nervenoperationen hinter sich gebracht.
Nach Meinung der Allgemeinmediziner und Chirurgen ist eine echte Trigeminusneuralgie nach dem heutigen Stand der Medizin kaum bleibend zu beeinflussen.
Die 25 Neuraltherapeuten machten sich an die kriminalistische

Arbeit, die auslösenden Störfelder zu finden, den eigentlichen »Täter«, der die unerträglichen Schmerzanfälle im Gesichtsbereich verursachen könnte.

Bei 267 von den genannten 639 Fällen – das ist immerhin fast die Hälfte – konnte der »Täter« schließlich ermittelt werden. Es handelte sich – der Häufigkeit nach in Prozenten geordnet – um: Narben (25), Zähne (23), Mandeln (22), den gynäkologischen Raum (11), Organe wie Ohr oder Gallenblase (6), Gürtelrose (4), Wirbelsäule, besonders Halswirbelsäule (4), und die Prostata (1). Alle Patienten wurden durch Injektionen mit neuraltherapeutischen Mitteln wie Impletol behandelt. Im Durchschnitt waren fünf Behandlungen notwendig. Der Erfolg bei diesen zuvor vergeblich allgemeinmedizinisch und chirurgisch therapierten Patienten ist für alle am Trigeminus Leidenden ermutigend: Geheilt oder gebessert wurden 85 Prozent. Wenn man nur die bereits zuvor operierten Patienten berücksichtigt, war die Erfolgsquote etwas niedriger und lag bei 77 Prozent.

Daraus ergibt sich ganz deutlich, daß der Arzt sehr vorsichtig sein sollte in der endgültigen Diagnose, denn mit jedem entdeckten »Täter« erhöht sich selbstverständlich die Chance, das Leiden zu beseitigen.

Und Ärzte, die nicht über die kriminalistische Spürnase eines neuraltherapeutisch ausgebildeten Mediziners verfügen, haben zwei Möglichkeiten: Sie können sich entweder dieses Wissen ohne größere Mühe und ohne großen Zeitaufwand aneignen – jedenfalls im Vergleich zu den Schwierigkeiten, die das Studium anderer Fachrichtungen oft bietet –, oder sie können den Patienten an einen neuraltherapeutisch arbeitenden Kollegen überweisen.

Besonders ein biologisch eingestellter Zahnarzt sollte unbedingt eingeschaltet werden. Denn 70 Prozent aller Störfelder gehen auf das »Täter-Trio« Narben, Mandeln und Zähne zurück. Während das Auffinden von Narben und Mandeln (meistens der Mandelnarben) und deren Injektion mit einer geringen Menge zweiprozentigen Procains für jeden Arzt eine problemlose und dafür bisweilen überraschend erfolgreiche neuraltherapeutische Behandlung darstellt, sollte die Prüfung der Zähne auf ein Störfeld hin dem Zahnarzt überlassen bleiben.

Jeder Zahnarzt ist in einem bisher noch nicht voll erkannten Sinn Ganzheitsmediziner. Er hat es in der Hand, durch das Schaffen beziehungsweise durch das Ausschalten von Störfeldern im gesamten Organismus Krankheiten zu bilden oder aber zu heilen.

Neu ist das natürlich nicht. Auf einer Keilschrifttafel des Jahres 650 v. Chr. aus Ninive liest man: »Die Schmerzen im Kopf des Königs, in seinen Armen und Füßen gehen von den Zähnen aus – und die müssen ausgerissen werden.«

Neu ist höchstens, daß die Zähne heute nicht mehr unbedingt ausgerissen werden müssen, sondern, beispielsweise durch Neuraltherapie, noch erhalten bleiben können.

Wie dem Autor der Keilschrift in Ninive sicherlich kein wissenschaftlich unangreifbarer Beweis für die Richtigkeit seiner Forderung vorgelegen hat, so ist es auch heute den Neuraltherapeuten nicht möglich, mehr als eine Theorie für die Tatsache zu liefern, daß die Injektionen selbst in den Fällen echter Trigeminusneuralgie zu helfen vermögen, in denen alle anderen Behandlungsmethoden versagt haben.

Die Theorie lautet, die viel zu leicht und zu heftig ausgelösten Nervenerregungen könnten von einer mangelhaften Nervenisolierung und einer Störung der sogenannten Synapsen herrühren. Eine Synapse ist das, womit eine Nerveneinheit an die nächste gekoppelt oder angeknöpft ist. Sie sorgt dafür, daß der Nerv an dieser Stelle etwas zum Hirn sendet beziehungsweise vom Hirn empfängt, sie begrenzt außerdem die Stärke der jeweiligen Nervenerregung.

Am besten kann man sich die Funktion der Nerven veranschaulichen, wenn man Begriffe aus der Elektrotechnik zu Hilfe nimmt. Der Vergleich ist nicht für Wissenschaftler gedacht, obgleich viele Lebensvorgänge wie die Übertragung der Nervenerregungen an bioelektrische Gegebenheiten gebunden sind.

Ist eine Nervenleitung schlecht isoliert, kann ein von außen erfolgender kleiner Reiz – von sozusagen geringer Stromstärke – bereits zu starken Nervenerregungen führen, und das mag bei den Synapsen »die Sicherungen heraushauen«, was zu einer unkontrollierten Erregungsüberflutung führt.

Was den bioelektrischen »Wackelkontakt« nach Sekunden oder Minuten wieder beseitigt, was also ohne neuraltherapeutische Blockade das abrupte Ende eines neuralgischen Anfalls bewirkt, das ist noch reine Spekulation.

Die Trigeminusneuralgie ist leider den Krankheitsgebieten zuzurechnen, auf denen die Ärzte mehr hoffend als wissend herumtasten. Und zwar ganz besonders dann, wenn es sich um die echte, die idiopathische Trigeminusneuralgie handelt. Ein Professor, der nach der Bedeutung der Bezeichnung »idiopathische Trigeminusneuralgie« gefragt wurde, hat einmal geantwortet: »Es ist die wohlklingende Umschreibung der Tatsache, daß wir keine Ahnung haben, was es eigentlich ist.«

Der »Täter« ist noch nicht gefunden. Krank scheint der Nerv selbst zu sein, sonst nichts. Anscheinend grundlos sendet er »sinnlosen« Schmerz.

Man hat ungefähr alles, was es in der Medizin als Krankheitsursachen gibt, schon einmal zur Erklärung herangezogen. Man hielt eine Entzündung für das schuldige Übel, eine Infektion ebenso wie eine rein psychische Schädigung. Es wurde auch behauptet, die Schmerzen seien keine wahren Nervenschmerzen, sondern eine Art Phantomschmerz.

Andere vertraten die Ansicht, daß der Trigeminusschmerz auf Druck zurückzuführen sei. Weil die Erkrankung hauptsächlich bei älteren Menschen auftrete, bei denen der Kopf und die Halswirbel etwas stärker zusammengeschoben sind, könne der Trigeminus abgeknickt oder gegen einen Knochen gedrückt werden.

Den Theorien folgte oft die Tat, um die Theorien zu stützen. Die Patienten wurden dementsprechend behandelt, und sie überstanden diese Behandlung nicht immer. Manche trugen dadurch erhebliche zusätzliche Leiden davon, und nur bei den wenigsten trat – meist auch nur vorübergehend – Besserung ein.

Die Resignation gegenüber der unaufhaltsam scheinenden Erkrankung unbekannter Herkunft zeigt sich in manchen medizinischen Handbüchern. Dort ist der »idiopathischen Trigeminusneuralgie« wenig Raum gewidmet. Außer einer kurzen Schilderung der bekannten Krankheitszeichen wird nur der Hinweis auf die unbefriedigende Behandlung durch Medikamente gegeben, und man gibt den Rat, den Patienten einer chirurgischen Behandlung zuzuführen.
Medikamente haben tatsächlich bisher versagt. Normale Schmerztabletten erwiesen sich als fast wirkungslos, nur das Tegretal ist das Spezialmittel der Wahl geworden. Doch die Dosis muß nicht selten ständig erhöht werden, und die zu befürchtenden Nebenwirkungen – eine gewisse Veränderung des Blutes ist möglich und manchmal auch eine Suchtgefahr – verbieten eine Dauerbehandlung durch solche Medikamente.
Die Medikamente besitzen eine ähnliche Zusammensetzung wie diejenigen, die bei Epilepsie eingesetzt werden. Man hat auch von einer Verwandtschaft beider Erkrankungen gesprochen. Doch das ist eine Vermutung, bewiesen kann diese Verwandtschaft aber nicht werden – wie fast alles bei der Trigeminusneuralgie. Prof. Conrad, Göttingen, hat vor Jahren auf einem Fachkongreß dazu gesagt: »Wir unterhalten uns über Medikamente, deren Wirkungsweise wir nicht kennen und die wir gegen Krankheiten verordnen, von deren Entstehung wir nichts wissen.«
Also übergibt man den Patienten an die Chirurgen.
Die armen Chirurgen. Sie bekommen einen Patienten überwiesen, der kaum zu ertragende Schmerzanfälle an einem bestimmten Teil seines Trigeminusnervs erleidet.
Was bleibt dem Chirurgen anderes übrig, als auf irgendeine Art den schmerzenden Nerv daran zu hindern, den Schmerz bis zum Hirn weiterzuleiten.
Zuerst versuchte man es auf dem anscheinend einfachsten Weg. Die Trigeminusäste besitzen dort, wo sie ungefähr enden, sogenannte Austrittsstellen: im ersten Augenbrauendrittel (erster Ast), am Knochen unterhalb der Augenhöhle (zweiter Ast) und

am Unterkiefer neben dem Kinn (dritter Ast). Vor mehr als hundert Jahren begann man, an diesen Austrittsstellen das Ende des jeweils schmerzenden Nervenastes zu greifen und wie eine lange Spaghetti herauszudrehen, bis er innen, möglichst dicht an der Trigeminuswurzel, abriß.

Weil er nicht mehr da war, konnte er auch nicht mehr weh tun. Nun ist aber die Nervenversorgung im Gesicht sehr verzweigt und verflochten. Es bildete sich bald ein neuer Ast, und der alte Schmerz war wieder da.

Dieser chirurgische Eingriff (Exhairese) wird heute wegen seiner offensichtlichen Wirkungslosigkeit nur noch in bestimmten Ausnahmefällen durchgeführt.

Man überlegte sich bald etwas anderes. Wenn die Nervenzellen des Ganglion Gasseri diejenigen Nervenzellen sind, die alle Erregungen weiterleiten, also auch die Schmerzen vom Trigeminusast zum Hirn, dann sollte man eben das Ganglion lahmlegen.

Vor etwa fünfzig Jahren wurde deshalb zum erstenmal das Ganglion Gasseri durch die Injektion von Alkohol zerstört oder, wie es in der Chirurgie heißt, »verödet«. Man wählte später auch andere Flüssigkeiten, die jede Zelle töten können, zum Beispiel Formalin, Phenol oder gewisse Sulfonamide, auch heißes Wasser wurde in das Ganglion gespritzt.

Bei diesen Eingriffen war es nur schwer möglich, die zur Zerstörung der betreffenden Nerven notwendige Menge der einzuspritzenden Flüssigkeit genau zu bestimmen. War es zu wenig, blieb die Funktion der Schmerzboten zum Hirn erhalten. War es zuviel, konnte dies im Hirn erhebliche Schäden anrichten, denn die Flüssigkeit breitete sich dann aus, trifft andere Nerven oder läuft an der Trigeminuswurzel entlang in die unteren Hohlräume des Gehirns. Die Folgen können vielfältig sein, sie reichen von einer geschwürigen Hornhautdegeneration (Keratitis neuroparalytica) bis zur tödlichen Atemlähmung.

Um besser und gezielter an das Ganglion heranzukommen und um eine Schmerzausschaltung auch durch das Durchtrennen des zusammengebündelten Trigeminusnervs an der Wurzel zu versuchen, wurde folgender Weg gewählt: Man öffnete die Schädeldecke und legte die Trigeminuswurzel mit dem Ganglion sozusagen frei. Man kam von der Schläfenseite her oder sogar von hinten an das Ganglion, wobei das Kleinhirn erst einmal angehoben und weggedrückt werden mußte.

Die ersten Chirurgen, die eine Durchtrennung der Trigeminuswurzel hinter dem Ganglion durchführten, waren Spiller und Frazier (1901). Die Operationstechnik ist unterdessen vielfach verfeinert worden, und der Eingriff ist daher nicht mehr ganz so gewaltsam.

Die Regenerationsfähigkeit des Organismus ist jedoch so stark, daß selbst diese Durchtrennungen selten eine dauernde Unterbrechung der Nerven bewirken. Es kam und kommt daher auch nach Wurzeldurchtrennung häufig abermals zum Auftreten einer Trigeminusneuralgie.

Diese Rückfälle in die alte Krankheit sind die ständigen Begleiter bei Trigeminusoperationen. Weil sie bei allen chirurgischen Überlegungen und Handlungen eine so überragende Rolle spielen, sei hier der dafür gebräuchliche medizinische Ausdruck »Rezidiv« verwendet.

Bei den Trigeminusoperationen stehen die Chirurgen stets vor der schwierigen Wahl, entweder einen leichteren Eingriff mit geringeren Komplikationen vorzunehmen, bei dem jedoch recht rasch und häufig mit Rückfällen – also Rezidiven – zu rechnen ist, oder aber einen stärkeren Eingriff zu wagen, bei dem es zwar seltener zu Rezidiven kommt, andererseits aber das Risiko merklich erhöht ist.

Wie immer sie bisher operierten – eine Ausschaltung der Funktion des Trigeminus auf der betroffenen Gesichtshälfte hatte nicht nur die angenehme Folge, dort keinen Trigeminusschmerz mehr zu spüren, sie hatte auch die unangenehmere Folge, dort kein rechtes Gefühl beim Kauen mehr zu haben und auch sonst auf der Gesichtshälfte nur noch begrenzt berührungsempfindlich und »wie taub« zu sein.

Um das zu umgehen, wurde erstmals vom Schweden Sjöqvist

eine Teildurchtrennung der Nervenwurzel versucht. Der Teil, der für Schmerz und Temperatur zuständig ist, wurde durchschnitten, der andere Teil der Nervenwurzel, der für die Tast- und Berührungsempfindlichkeit zuständig ist, wurde geschont.
Eine faszinierende Methode, die begeistert begrüßt und enttäuscht verabschiedet wurde. Denn sie ist technisch mit außerordentlichen Schwierigkeiten verbunden und kann zu unbeabsichtigten Verletzungen anderer Nerven führen, was sich oft störender auswirkt als der ursprünglich bekämpfte Trigeminusschmerz.
Von völlig anderen Überlegungen gingen die Chirurgen aus, die glaubten, die Schmerzattacken des Nervs könnten möglicherweise durch mechanischen Druck entstehen.
Sie wählten also eine Dekompressionsmethode. Kompression ist der Druck, und Dekompression ist die Druckentlastung. Sie befreiten lediglich das Ganglion Gasseri und einen Teil der Wurzel von dem umgebenden festen Gewebe, das zur harten Hirnhaut gehört.
Andere Chirurgen dagegen meinten, man solle keine Druckentlastung durchführen, sondern im Gegenteil einen stärkeren Druck herbeiführen und durch den Druck die Nerven dauernd blockieren.
Beide Methoden brachten keine besseren Ergebnisse: Es kam zu Nebenschädigungen, und es kam zu Rezidiven. Je nach Art und Quelle der Erfolgsstatistik war mal die eine und mal die andere Methode etwas weniger unbefriedigend.
Nun kann man nicht behaupten, daß es Chirurgen jemals an Mut und Erfindungskraft gefehlt hätte, wenn es darum ging, für die Kollegen der Inneren Medizin einzuspringen.
Die Chirurgen würden sicherlich mit Freuden einverstanden sein, wenn die Allgemeinmediziner ihnen die Trigeminuspatienten wieder abnehmen würden, aber der Chirurg ist nun mal in fast allen Fällen die letzte Station und muß sich etwas Neues einfallen lassen, wenn die bisherigen Maßnahmen sich als mangelhaft erweisen.

Daß sie sich zwangsläufig als mangelhaft erweisen müssen, weil sie schon vom Ansatzpunkt her falsch sind, ist wenig Trost.
Das Neue, das sich die Chirurgen vor zwanzig Jahren einfallen ließen, ist der stereotaktische Eingriff am Thalamus.
Bei der kurzen Schilderung der anatomischen Verhältnisse im Zusammenhang mit der Trigeminusneuralgie war bereits die Rede vom Thalamus, diesem »Tor zum Bewußtsein«.
Wenn man nichts oder wenig damit erreicht hatte, daß man nacheinander alles ausschaltete, beginnend von den einzelnen Nervenästen über das Ganglion bis zum Ende der Nervenwurzel – vielleicht lag dann die Lösung des Problems in der Zerstörung des Zentrums, in dem aus dem physikalischen Nervenreiz erst das psychische Empfinden Schmerz wird.
Denn im Thalamus, einer grauen Kernmasse des Zwischenhirns, geschieht etwas Seltsames: In ihm werden nicht nur alle Sinnesempfindungen von den Nerven her an das Großhirn zur »Bewußtwerdung« weitergegeben, in ihm erhalten auch Sinnesempfindungen wie etwa die Berührung, die Temperatur, der Geschmack, das Gleichgewicht und eben der Schmerz ihre Gefühlswerte zugeteilt. Sie bekommen erst im Thalamus ihren Lust- oder Unlustcharakter.
Wer Schmerz als Lustgefühl empfindet, hat im Thalamus eine Fehlschaltung, zumindest eine von der Norm abweichende Schaltung.
Wenn man operativ im Thalamus genau die Stelle ausschaltet, die den Nervenschmerz mit seinem ausgesprochen starken »Unlustcharakter« ausstattet, dann wäre damit die optimale Lösung erreicht: Alle Empfindungen im Bereich des Trigeminus wären nach wie vor möglich, weil ja der Nerv nach wie vor funktioniert. Auch der Schmerz wäre dann noch da. Aber er ließe dann den Patienten kalt, er würde ihm völlig gleichgültig sein.
Die Operation selbst ist für den Patienten keine allzu große Belastung. Die Schädelhöhle muß nicht geöffnet werden, wie es bei der Wurzeldurchtrennung der Fall ist. Man setzt auf die Schädeldecke ein stereotaktisches Gerät, eine Art festschraubbarer

Klammer mit einer Sonde, die in das Hirn gesenkt wird. Durch ein kleines Bohrloch in der Schädeldecke wird nach genauen Berechnungen die Sonde bis in das Mittelhirn hineingeführt und dort der für den fünften Hirnnerv zuständige Teil eines Thalamuskerns angepeilt.

Aus der Sonde wird eine nicht isolierte Spitze geschraubt, die für Sekunden unter Strom (300 Milliampere) gesetzt wird. Durch den Stromstoß schmelzen die getroffenen Zellen zusammen, sie koagulieren. Die Methode wird Elektrokoagulation genannt.

Diese stereotaktische Operation mit der Elektrokoagulation eines bestimmten Teils des Thalamus war wieder einmal von schönen Anfangserfolgen begleitet wie so manche neue Methode. Doch dann stellte es sich heraus, daß jede zweite Operation nutzlos war, weil es zu Rezidiven kam und nochmals operiert werden mußte. Und diese Nachoperation sollte nach Möglichkeit nicht wieder eine stereotaktische sein, weil es bei dieser Operation zu schweren und zum Teil irreparablen Schädigungen kommen konnte.

Denn es nutzte nichts, genau auf den richtigen Teil des Thalamus zu zielen, wenn man nicht sicher war, ihn auch genau zu treffen. Die Gefahr einer Verletzung benachbarter Gebiete war groß. Sie erzeugten bisweilen bedeutende Ausfallserscheinungen bis zur Persönlichkeitsveränderung.

Der Thalamus als Schaltstelle für physische und psychische Vorgänge kann bei unkontrollierter Störung auch unkontrollierbare Folgen liefern. Die einzige Möglichkeit bei einer solchen unbeabsichtigten Thalamusschädigung ist für die Chirurgen eine noch größere und umfassendere Ausschaltung des Thalamusgebiets.

Es kommt zur Psychochirurgie, wie sie zum Teil bei Geisteskranken versucht wird.

Ob die mögliche Beseitigung anfallsweise auftretender, gewiß quälender Trigeminusschmerzen mit einem auf operativem Wege bewerkstelligten Verlust der eigenen Persönlichkeit erkauft werden sollte, das ist mehr als zweifelhaft.

Operative Eingriffe am Thalamus werden laufend verbessert, die Technik überwindet immer mehr Fehlerquellen. Aber stereotaktische Operationen dieser Art sind bis heute immer noch in der Theorie erheblich überzeugender als in der Praxis und können keinem Patienten angeraten werden.

Von allen bekannten Operationsmethoden bei der Behandlung von Trigeminusneuralgien – die Vielzahl dieser Methoden ist immer ein Hinweis auf die allen eigene Unvollkommenheit – haben sich eigentlich nur drei diskutable Methoden durchgesetzt: die von der Schläfe ausgehende Durchtrennung oder Zweidrittel-durchtrennung der Trigeminuswurzel nach Frazier, die kontrollierte Elektrokoagulation des Ganglion Gasseri nach Schürmann und vielleicht noch die Elektrokoagulation der Nervenäste an den Austrittspunkten.

Die Elektrokoagulation des Ganglion Gasseri litt zuerst unter der Schwierigkeit, daß der Chirurg nicht die richtige Stärke des Stromstoßes kontrollieren konnte, wie man auch nicht kontrollieren konnte, wieviel zerstörende Flüssigkeit (Alkohol, Phenol und andere) man spritzen mußte.

Man führte beim wachen Patienten seitlich am Kopf die Sonde ein. Traf man das Ganglion, was einen heftigen Schmerz auslöste, spritzte man das Lokalbetäubungsmittel Novocain und setzte dann unter der örtlichen Betäubung das Ganglion unter Strom, bis die Zellen zusammenschmolzen. Mal waren es zu wenige Zellen, dann blieb der Trigeminusschmerz. Mal waren es zu viele Zellen, dann konnte der Patient beispielsweise Schaden an der Hornhaut des Auges nehmen und erblinden, um nur eine der möglichen negativen Folgen zu nennen.

Es mußte ein Weg gefunden werden, das Ganglion während der Elektrokoagulation nicht zu betäuben und trotzdem dem Patienten die furchtbaren Schmerzen dabei zu ersparen.

Der Weg wurde gangbar durch eine erst seit wenigen Jahren gebräuchliche Narkoseform, die sogenannte Neurolept-Analgesie. Hier wird der Patient in einen halbwachen Zustand versetzt, in dem er zwar künstlich beatmet werden muß, in dem aber noch gewisse Reflexe möglich sind. Der Patient spürt keinen Schmerz, sein Gedächtnis funktioniert nicht mehr, und er ist kaum ansprechbar. Aber an den wichtigen Pupillenreflexen während des Eingriffs kann der Chirurg ablesen, wie stark die Elektrokoagulation wirkt.

Die Stromstärke wird übrigens vor jeder Operation geprüft, indem man die Sonde in ein Stück frisches Rindfleisch steckt und daran die Elektrokoagulation ausprobiert.

Die unter der neuen Narkose kontrolliert durchgeführte Elektrokoagulation kann ziemlich fehlerfrei arbeiten und auch gezielt einzelne Äste des Trigeminus im Ganglion treffen, da die Lage der Elektrodenspitze unter Röntgenkontrolle jeweils verändert werden kann.

Noch einfacher ist natürlich die Elektrokoagulation der einzelnen jeweils betroffenen Trigeminusäste an deren Austrittsstellen. Hier muß die Sonde nur wenige Millimeter tief eingestochen und der Strom kurz eingeschaltet werden.

Wegen des schnell und problemlos durchzuführenden Eingriffs kann man ruhig etwas schwächere Stromstöße wählen, denn gegebenenfalls wiederholt man den Eingriff mit stärkerem Strom.

Wie kaum anders zu erwarten, kommt es bei diesem Eingriff zu einer hohen Anzahl von Rezidiven. Andererseits zeigen sich so gut wie keine Komplikationen.

Es gibt Chirurgen, die der Meinung sind, daß bis heute kein chirurgischer Eingriff bekannt ist, der dem Patienten garantiert, nie wieder einen Trigeminusanfall zu erleiden. Man solle daher den einfachsten und sichersten Eingriff wählen, der beliebig zu wiederholen ist und keine schädlichen Folgen nach sich zieht.

Dieser Meinung sind auch die Neuraltherapeuten. Ihre Eingriffe sind aber nicht darauf ausgerichtet, die schmerzausstrahlenden Nerven zu entfernen oder die Nervenzellen zu zerstören.

Sie haben vielmehr das Ziel, die in ihrer Funktion offensichtlich gestörten Nervenzellen durch die betäubende Blockade zeitlich zu entlasten und ihnen die Möglichkeit zu geben, zu einer normalen Spannung zurückzufinden.

Bereits 1910 hat ein deutscher Chirurg namens Braun die lokale Betäubung der Trigeminusäste an ihren Austrittsstellen (Augenbraue, Jochbein, Kinn) mit dem auch von den Neuraltherapeuten verwendeten Procain durchgeführt.
Es war ein Anfang. Mit der Entwicklung anderer Nervenblockaden wurde daraus schließlich eine Behandlung der Trigeminusneuralgie, die je nach Krankheitsbild einzusetzen ist und auch in den als nicht mehr behandlungsfähig bezeichneten Fällen noch erfreuliche Resultate zu bringen vermag.
Es gibt aber auch noch eine andere Methode, die hier eingesetzt werden sollte. Sie konkurriert nicht mit der Neuraltherapie, sie ergänzt sie vielmehr in idealer Weise zu einer überlegenen Behandlungsmethode, zu einer individuell angewandten Kombination von Neuraltherapie und Akupunktur.
Ganz ohne Zweifel kann durch eine gekonnte Anwendung der Akupunktur ein starker Einfluß auf das gesamte vegetative Geschehen genommen werden. Schmerzen können wie alle anderen Nervenreize mit Hilfe der Nadeln durch ausgleichende Energieverlagerung neutralisiert werden.
Begriffe wie »ausgleichende Energieverlagerung« werden wenige Wissenschaftler überzeugen. Doch gerade bei den pragmatisch veranlagten Chirurgen sollten bei der Behandlung der Trigeminusneuralgie die mit Neuraltherapie und Akupunktur erzielbaren Erfolge auf Anerkennung stoßen.
Ein Fall aus unserer Praxis läßt die Möglichkeiten dieser kombinierten Behandlungsmethoden besonders deutlich werden.

Die Patientin Evamaria D. ist eine vierundfünfzigjährige Bibliothekarin:

»Meine ersten Trigeminusanfälle hatte ich, als ich Mitte vierzig war. Sie kamen erst selten, alle zwei Monate etwa, dann jedoch öfter, sogar mehrmals die Woche. Sie wurden beim Kauen ausgelöst und manchmal auch durch eine plötzliche Temperaturänderung.

Es ist für einen Menschen, dem diese Erfahrung erspart geblieben ist, immer ein bißchen schwierig, sich in die Situation eines anderen Menschen hineinzudenken, der dasitzt wie ein hypnotisiertes Kaninchen und sich kaum zu rühren wagt aus lauter Angst vor dem nächsten Anfall.

Ich habe schon von Patienten gehört, die sich einfach weigerten, beim Essen zu kauen, weil sie sonst diese geradezu teuflischen Schmerzen bekamen. Sie wurden durch Infusionen ernährt, und sie wären lieber verhungert, als daß sie einen neuen Anfall riskiert hätten.

Man lebt ja wie auf einer Bombe, die jede Sekunde hochgehen kann. Ich bin mir klar darüber, daß da etwas Psychisches mitspielt, daß es vorkommen kann, daß man aus lauter Angst vor dem Anfall schon einen Anfall bekommen kann.

Natürlich habe ich mich untersuchen lassen, ob etwas anderes vorliegen könnte als die genuine Trigeminusneuralgie. Aber – fast möchte ich sagen leider – es gab keine andere Ursache für die Schmerzen. Ich habe also brav meine Tabletten geschluckt. Bis die Anfälle schließlich täglich kamen und minutenlang anhielten – Minuten, in denen man nur noch sterben möchte und sonst nichts –, da habe ich mir manchmal gedacht: Jetzt nimmst du kein Tegretal mehr, jetzt nimmst du zwei Röhrchen Schlaftabletten und gibst ein für allemal auf.

Denn das ist kein Leben. Ich kann die Menschen verstehen, die Schluß gemacht haben. Um so wichtiger finde ich es, daß die Hilfe, die ich gefunden habe, auch meinen Leidensgenossen zuteil wird.

Zuerst sollte ich operiert werden. Ich habe mich erkundigt und von diesen vielen Operationen gehört, die man da mache. Sie hörten sich alle etwas unheimlich an, vielleicht bin ich da mit einer etwas zu starken Phantasie begabt. Jedenfalls habe ich es dann so hingedreht, daß man bei mir den simpelsten Eingriff vornahm, diese Elektroverödung unter dem Auge und neben dem Kinn. Bei mir waren ja der zweite und dritte Ast rechts die Übeltäter.

Ich weiß nicht, ob man das als Operation bezeichnen kann, für einen Chirurgen ist das sicherlich ein Klacks. Für mich war es eine grausame Tortur, denn – was ich bisher nicht gewußt hatte – jede in der Gegend angesetzte Injektionsnadel oder Sonde löste bei mir sofort einen Anfall aus. Bis die Lokalbetäubung wirkte, litt ich irrsinnige Schmerzen.

Ich war hinterher ziemlich fertig, aber immerhin, danach war ich gute vier Wochen beschwerdefrei. Dann war es wieder genau wie vorher.

Ich sah schon vor mir, daß ich von nun an alle vier Wochen in die Klinik gehen und diese Tortur über mich ergehen lassen würde.

Ausgerechnet da bekam ich ein Buch in die Hände über Methoden wie Akupunktur und fand darin Hinweise, daß man auch bei Trigeminusneuralgien damit etwas erreichen könnte.

Ich habe alle Hebel in Bewegung gesetzt, um hinzukommen und mich in so einer Praxis behandeln zu lassen. Nur habe ich dort gleich gesagt: ›Sie können alles mit mir machen, nur nicht im Gesicht stechen oder spritzen, das bringt mir sofort einen Anfall, den ich bald nicht mehr aushalte.‹

Nun gut, da haben sie etwas ganz Merkwürdiges gemacht. Ich bekam die Akupunkturnadeln ganz woanders. Eine Nadel wurde mir in der Nähe vom Fußknöchel 'reingepikt und eine sogar zwischen die kleinen Zehen. Am ganzen Körper bekam ich Nadeln, etwa acht oder zehn Stück insgesamt.

Da lag ich nun auf einer Liege in der Behandlungskabine und schaute zur Decke und wußte nicht, was ich davon eigentlich halten sollte.

Dann kam der Behandler wieder und beugte sich über mich, legte die Hand auf mein Gesicht und sagte nach ein paar Sekunden: ›Na, sehen Sie.‹ Er hat nämlich einfach eine Nadel in einen Punkt an der Schläfe gesetzt, und ich hatte das überhaupt nicht gemerkt!

Kein Anfall. Diese reine Akupunktur ist eine Vorbereitung gewesen. Die wurde nochmal gemacht und hat mich so entspannt

im Gesicht, daß ich die Nadeln und dann auch die Spritzen ohne weiteres vertrug.
Ich bekam nämlich die neuraltherapeutischen Spritzen in die Schläfengegend und am Hals. Dazu immer einige Akupunkturnadeln, die auch in die Austrittsstellen vom zweiten und dritten Ast gestochen wurden.
Als Folge davon habe ich zwei Dinge erlebt. Einmal hat sich der auslösende Moment verändert. Der Trigeminus hat sozusagen eine dickere Haut bekommen und schoß nicht mehr bei der geringsten Kleinigkeit los. Und zweitens habe ich die irre Angst verloren.
Ich spürte, hier passiert was mit dir, das hilft. Ich bin viermal in der Behandlung gewesen, ziemlich rasch hintereinander. Dann habe ich abgewartet, und nach zwei Monaten kam dann wieder ein stärkerer Anfall, und ich habe noch eine Behandlung bekommen.
Nun ist das zwei Jahre her, und es ist für mich nur noch wie ein böser Traum. Ich weiß nicht, ob ich irgendwann noch einmal einen Anfall erleben werde. Man sagt ja, es gäbe keine vollständige Heilung auf die Dauer. Aber wenn das passiert, dann weiß ich, was ich tue. Sie können sicher sein: Eine Operation ist es nicht.«

Die bei dieser Patientin zuerst durchgeführte sedierende, also beruhigende Akupunktur ist gerade bei der Trigeminusneuralgie von großem Wert. Die neuraltherapeutischen Injektionen gingen an das Ganglion Gasseri und an das sogenannte Sphenopalatinum.
Bei der Beschreibung hat die Patientin mehrfach die Angst betont und dann auch das Vertrauen in die Hilfe der Akupunkturbehandlung.
Sicherlich hat die Trigeminusneuralgie auch eine psychosomatische Seite, die nicht vernachlässigt werden sollte.
Aber leider genügt es nicht, die Angst zu mildern oder im Patienten Hoffnung auf Heilung zu wecken. Schließlich wird in der

Regel jeder Patient voll Vertrauen und Hoffnung auf Hilfe zum Arzt gehen oder sich einer Operation unterziehen.

Die Wirkung der Akupunktur und der Neuraltherapie als Spontanheilung oder als Suggestion zu erklären verfängt nicht. Wäre das so einfach, dann würde man gewiß ohne Zögern diese magischen Kräfte überall bewußt und gezielt einsetzen. Denn entscheidend ist der Erfolg und nicht die Methode.

Noch etwas spricht dagegen, daß es sich bei der Trigeminusneuralgie um ein betont psychisches Leiden handeln könnte: In jüngster Zeit wurden bei Trigeminuspatienten im Elektronenmikroskop gewisse Schädigungen der Zellstruktur im Ganglion Gasseri entdeckt. Allerdings bleibt offen, ob sie Ursache oder Wirkung der Neuralgie sind. Solange es noch nicht möglich ist, die genaue Ursache der Trigeminusneuralgie festzulegen und damit gezielt zu behandeln, und solange die komplikationslosen erfolgbringenden Behandlungen durch Akupunktur und Neuraltherapie noch nicht medizinisches Allgemeingut geworden sind, solange wird man noch Operationen vornehmen – verzweifelte Versuche zur Schmerzunterbrechung auf Zeit.

Die Folge einer Operation kann die Anaesthesia dolorosa sein. Es ist vielleicht der verheerendste Schmerz, der einem Menschen zugefügt werden kann. Ein mit ungeheurer Intensität brennender Dauerschmerz in der durch die Operation eigentlich gefühllos gewordenen Gesichtshälfte.

Der Schmerz ist durch kein Medikament wirklich zu beeinflussen. Es bietet sich nur eine weitere Operation an, die stereotaktische Operation am Thalamus mit allen Risiken weiterer Schädigungen, Komplikationen und Operationen.

Es kann alles vermeidbar sein: Durch eine Handvoll Akupunkturnadeln und ein paar Procainspritzen. Sie haben eine Chance verdient.

Arterien

Raucherbein und Ozon

Ein Wort, das nicht im Lexikon steht und doch täglich gebraucht wird: Raucherbein.

Wenn ein älterer Mann beim Gehen etwas hinkt und nach einer Weile unter Schmerzen stehenbleiben muß, dann spricht man vom Raucherbein.

Es ist anzunehmen, daß der Mann die chronische periphere Durchblutungsstörung der Arterien hauptsächlich dem Rauchen verdankt. Andererseits können auch Nichtraucher ein solches Leiden haben, sogar jüngere Männer oder – wenn auch bis jetzt noch viel seltener – Frauen.

Die Krankheitserscheinung hat es schon immer gegeben. Wie man bei Untersuchungen von Mumien erkannte, müssen die Ägypter bereits vor einigen tausend Jahren an arteriosklerotischen Störungen an den Beinen gelitten haben. Geschichtsschreiber machen den »Gliedmaßenbrand« der jungen Athener dafür verantwortlich, daß sie den Peloponnesischen Krieg nicht zu ihren Gunsten entscheiden konnten. Und der große athenische Staatsmann Perikles soll auch daran gestorben sein.

Als 1963 dem damaligen Altbundespräsidenten Heuss das linke Bein amputiert werden mußte, sprach man auch noch nicht vom Raucherbein. Aber man hatte wenigstens begonnen, diese Erkrankung nicht mehr als schicksalgegebene Männerbeschwerde hinzunehmen. Fehler in dem 90000 Kilometer langen Versorgungsnetz der Blutgefäße sind schließlich für 46 Prozent aller Todesfälle in der Bundesrepublik mitverantwortlich. Und eines der Hauptübel sind gerade die chronisch fortschreitenden Verengerungen der Arterien, und zwar besonders der Beinarterien.

Vor zwanzig Jahren erst wiesen zwei Professoren auf die Dringlichkeit einer Erforschung und gründlicheren Behandlung der Durchblutungsstörungen hin, Ratschow in Darmstadt und Hess in München.

Die Hinweise waren so überzeugend, daß eine Gruppe von Universitätsmedizinern in Basel beschloß, eine langjährige Studie auszuarbeiten. Zwischen 1960 und 1970 untersuchten sie in regelmäßigen Abständen etwa 6400 Beschäftigte der chemischen Industrie in Basel. Dabei entdeckten sie bei 75 Personen arterielle Verschlüsse, von denen die Träger zuvor selbst nichts geahnt hatten.

Die Baseler Studie gilt bis heute als eine der wichtigsten Grundlagen bei allen Angaben über Häufigkeit, Verteilung und Verlauf der arteriellen Durchblutungsstörungen.

Die Baseler Studie hat deshalb auch dazu gedient, die Angaben über die wenigen an arteriellen Durchblutungsstörungen leidenden Beschäftigten der chemischen Industrie Basels auf die Gesamtsituation in der Bundesrepublik zu übertragen und eine Hochrechnung anzustellen, aus der gefolgert wird, daß hier ein jährlicher Bedarf an 17 000 chirurgischen Eingriffen besteht. Eine etwas akrobatisch anmutende statistische Berechnung.

Zudem wurde sie mißverstanden, man setzte »chirurgische Eingriffe« mit Amputation gleich und gab bekannt, in der Bundesrepublik würden alljährlich 17 000 Raucherbeine amputiert.

Solche Unsicherheiten sind bei einem so neuen Fachgebiet nicht überraschend. Dieses noch ziemlich unerforschte und etwas unwegsame Neuland heißt Angiologie – die Lehre von den Gefäßkrankheiten.

Man kann noch nicht einmal sagen, ob Angiologen zu den Allgemeinmedizinern, zu den Kardiologen oder überhaupt zu den Internisten oder Chirurgen gehören.

Das wird sich erst herausstellen, wenn man genau weiß, was die hauptsächlichen Ursachen dieser Gefäßkrankheiten sind. Die

Grundlagenforschung wird es zeigen. Das Hauptaugenmerk sollte bei der Angiologie auf der Verhütung der Erkrankung liegen. Doch dazu muß man die Ursachen kennen.
Das ist bis jetzt noch nicht der Fall. Es geht heute vor allem um die Bekämpfung der Symptome, nicht um Ausschaltung der Ursachen.
Die arteriellen Durchblutungsstörungen der Beine machen den weitaus größten Teil der sogenannten peripheren Durchblutungsstörungen aus.
Arterien sind die Blutgefäße, die das in der Lunge mit Sauerstoff angereicherte, daher hellrot gefärbte Blut bis an jede Gewebszelle herantransportieren, wobei das Blut von der Herz-Pumpe vorangetrieben wird. Der Sauerstoff, in erster Linie Energieträger, tritt durch die Wand der dünnsten Arterien – der Haargefäße oder Kapillaren – an die Gewebszellen heran, dort wird er übernommen und zur Oxydation genutzt (genauer gesagt zur »oxydativen Phosphorylierung«), die jeder Zelle erst die zum Leben notwendige Energie sichert.
Die Arterien sind deshalb ein Transportkanal, der zu jeder Zelle führen muß, die lebensfähig bleiben will. Der Schleusenwärter in diesem Kanalsystem, der verantwortlich ist für die Regulierung des Blut- und Sauerstofftransports bis zu jeder Zelle im Gebiet der Beine, das ist wieder einmal das vegetative Nervensystem. Die vielen Schaltleitungen werden am Nervengrenzstrang rechts und links der Lendenwirbel zusammengebündelt.
Je nach den herrschenden Druck- und Strömungsverhältnissen, je nach dem Energiebedarf schaltet das vegetative Nervensystem den Wirkstoff Adrenalin ein – es verengt die Arterien und drosselt die Zufuhr – oder aber den Wirkstoff Noradrenalin – es fördert die Gefäßerweiterung und läßt bei gleichzeitig schnellerem Herzschlag eine größere Menge Blut und Sauerstoff an die Zellen heran.
Das würde auch alles sehr schön klappen, wenn nicht das vegetative Nervensystem so sensibel wäre. Es steht nun einmal mit allem und jedem im Menschen in Verbindung, einschließlich der

Psyche. Jede übermäßige, irgendwo im vegetativen Nervensystem ausgelöste Reaktion kann zwangsläufig als Fehlreaktion in jedem anderen Gebiet des Organismus in Erscheinung treten.
Nehmen wir einmal an, das vegetative Nervensystem versieht seine Schleusenwärterfunktion nicht mehr nach Vorschrift: Es verengt die Arterien grundlos mit Adrenalin. Die Blutfließgeschwindigkeit wird verlangsamt. An den Arterienwänden lagern sich weiße Blutkörperchen ab. Der »Blutklebstoff« Fibrin läßt Blutklümpchen an den Arterienwänden hängen. Sie verkleben und verkleistern zusammen mit angeschwemmtem Cholesterin und anderen Stoffen bestimmte Stellen. Die Blutversorgung der Arterienwandzellen klappt nicht mehr. Es kommt zu einer mangelnden Elastizität, zur Verhärtung.
An diesen Stellen zeigt sich dann die Arteriosklerose, die »Arterienverkalkung«.
Wenn das vegetative Nervensystem dagegen einen anderen falschen Befehl gibt und ohne zwingenden Grund für die Erweiterung der Gefäße sorgt, dann verlangsamt sich der Blutstrom durch das zu weit gewordene Kanalbett ebenfalls: Die Ansammlung von weißen Blutkörperchen kann zu einer Entzündung führen, die Arterien schwellen durch die Entzündung an, und wieder ist der Blutstrom so weit gestört, daß es zur Arteriosklerose kommen kann.
Es gibt sicherlich mehrere Faktoren, die unser vegetatives Nervensystem derart aus dem Gleichgewicht geraten lassen. Streß gehört dazu, und in erster Linie das Rauchen. Nikotin ist ein Nervengift, das noch in fünfzigtausendfacher Verdünnung über den Umweg der Nerven auf die Blutgefäße zu wirken vermag: Die Blutgefäße ziehen sich zusammen.
Deshalb hat es seine Berechtigung, wenn die Erkrankung den vereinfachenden Namen »Raucherbein« trägt.
Bei einigen Millionen Bundesbürgern bestehen in diesem Augenblick solche bedeutende Verengerungen an den Arterien in den Beinen. Sie bemerken es nur nicht, weil der Organismus zu sehr bemüht ist, Fehler auszugleichen, anstatt sofort Alarm zu schlagen.

Wenn ein Drittel des Durchmessers einer Arterie durch Ablagerungen (Thrombus) eingeengt ist, spüren wir nichts davon. Wenn zwei Drittel eingeengt sind, spüren wir meistens immer noch nichts und können die Störung nur durch verminderten Pulsschlag unterhalb der Störungsstelle feststellen. Erst bei einer Verengerung, bei der ein Pfropf die Arterie schon zu 95 Prozent verschließt, kommt es zu dem berühmten »intermittierenden Hinken« (Claudicatio intermittens).

Erst dann zeigt sich die sogenannte Schaufenstererkrankung, die ihren Namen daher hat, weil der Patient alle fünfzig oder hundert Meter wegen unerträglicher Schmerzen im Unterschenkel stehenbleiben und warten muß, bis der Krampf nachläßt. Um das zu vertuschen, bleibt er meist vor einem Schaufenster stehen und tut so, als betrachte er interessiert die Auslage.

Frauen, die vor jedem zweiten Schaufenster stehenbleiben, sind nicht krank, jedenfalls wird man kaum annehmen, daß sie sich wegen schmerzhafter Wadenkrämpfe für die Auslagen interessieren. Betroffen von dieser Krankheit sind fast ausschließlich Männer (über 90 Prozent).

Es waren bisher überwiegend ältere Männer. In den letzten Jahren erst wird ein deutlicher Trend beobachtet, daß immer stärker auch jüngere Männer und Frauen von arteriellen Durchblutungsstörungen der unteren Extremitäten befallen werden.

Wenn die Erkrankung bemerkt wird, hat sie im Regelfall bereits eine »stille Entwicklung« von mehreren Jahren hinter sich. Wohlgemerkt, hier ist immer die Rede von der chronischen Durchblutungsstörung und nicht etwa von dem akuten plötzlichen Verschluß einer Arterie, der einem Schlaganfall vergleichbar ist.

Um die Schwere der Erkrankung zu beurteilen, steht dem Arzt die Einteilung zur Verfügung, wie sie Fontaine geschaffen hat:

Stadium I – Verengerung von Arterien ohne merkliche Beschwerden, höchstens leicht veränderter Puls unterhalb der Verengerung.

Stadium II – Verengerung und möglicher Verschluß von Arterien

mit Beschwerden nach einer bestimmten Gehstrecke: intermittierendes Hinken. Schwere nach Länge der schmerzfreien Gehstrecke und Dauer der erzwungenen Pause meßbar.
Stadium III – Schmerzen auch in Ruhe, besonders nachts im Liegen, verstärkt bei hochgelagertem Bein. Etwas Erleichterung bei Herabhängenlassen des befallenen Beins.
Stadium IV – Gewebstod der nicht mehr mit Sauerstoff versorgten Zellen, Nekrosen, Gangrän. Meist als Verfärbung der Zehen beginnend, fortschreitend bis zum Schwarzwerden und Abfallen des verfaulten Gewebes.

Der Vorgang ist erklärlich. Je stärker die Verengerung des Gefäßes ist, je mehr und je größere Arterien von Verschlüssen betroffen sind, um so gestörter ist die Versorgung der dahinter bis zu den Zehen hinunterführenden Arterien mit Blut. Bei höherem Sauerstoffbedarf – etwa beim Gehen – bekommen die unterversorgten Gebiete nicht genug geliefert und streiken. Ist die Versorgung so gestört, daß nicht einmal genügend Sauerstoff für die ruhenden Zellen herangeschafft wird, kommt es zum Ruheschmerz. Ist die Versorgung der Zellen völlig abgeschnitten, versuchen die Zellen zunächst eine Zeitlang sich zu retten, indem sie auf eine vom menschlichen Organismus normalerweise längst nicht mehr gebrauchte Art der Energiegewinnung zurückgreifen, auf die Glykolyse. Aber das funktioniert nicht mehr, die Zellen können nicht mehr atmen, sie verfaulen.
Eine recht unangenehme Sache. Und fast alle Ärzte sind sich nach dem heutigen Stand des Wissens einig, daß diese Krankheit unaufhaltsam fortschreitet.
Aber eben nicht alle. Es gibt einige Chirurgen, die dringend fordern, man müsse danach trachten, eine arterielle Durchblutungsstörung so früh wie möglich zu erkennen, um sie heilen zu können. »Heilen« wollen sie durch Operation: »60 bis 70 Prozent aller Kranken mit chronischen arteriellen Durchblutungsstörungen sind heute durch operative Therapie heilbar« (Bauchhenss).

Um begreiflich zu machen, wie Chirurgen sich die Heilung einer allgemein als unerbittlich fortschreitend angesehenen Erkrankung vorstellen, muß leider wieder etwas Anatomie erklärt werden.
Die stärkste Arterie ist die Bauchaorta, ein etwa gartenschlauchdickes Blutgefäß, das sich in der Beckengegend gabelt und in jedes Bein eine immer noch erheblich starke Arterie schickt, die Arteria femoralis.
20 Prozent aller Verschlüsse finden sich in der Nähe dieser großen Gabelung. Wenn man genau die Stelle und Länge des Verschlusses oder der Verschlüsse festgestellt hat – das kann man normalerweise nicht nur durch Pulstasten, Abhorchen (das an Hindernissen vorbeiquirlende Blut macht ganz typische und deutliche Geräusche), Pulskurven-Schreibung durch den Oszillographen, sondern auch durch die auf dem Röntgenbild ablesbare Angiographie –, dann erst kann man die Entscheidung über die richtige Operationsmethode treffen.
Möglicherweise genügt eine Endarteriektomie. Die Verschlußstelle wird aufgeschnitten, der Pfropf herausgeschält und die aufgeschnittene, auseinanderklaffende Stelle wird mit einem Stück Vene oder Kunststoff geflickt wie ein Fahrradschlauch.
Oder es wird eine Kunststoffröhre aus Dacron eingesetzt. Sie ist meistens ein Ersatz für die große Aortengabel und hat die Form eines auf dem Kopf stehenden Y. Bei der Operation kann man die alte Aortengabel stillegen und die Kunststoffröhre als Umgehungskanal benutzen. Oder man entfernt die Aortengabel ganz und setzt die Kunststoffröhre an deren Stelle.
Von besonderer Bedeutung ist aber die Wiederherstellung normaler Durchblutungsverhältnisse in der großen Arteria femoralis vom Becken bis zum Unterschenkel. Hier sind 60 Prozent aller Störungen zu finden.
Ein gerades Stück Kunststoffröhre kann natürlich auch eine größere Verschlußstrecke der starken Arteria femoralis ersetzen. Für kleinere Arterien eignet sich der Kunststoff nicht, denn die feinmaschigen Prothesen werden bald von Gewebszellen durchwachsen und mit einer körpereigenen Arterieninnenwand aus-

gekleidet. So brav das von unserem Organismus auch sein mag, es verengt den Innendurchmesser der Röhre. Bei kleineren Kunststoffröhren würde dadurch eine erneute Verengerung oder ein Verschluß drohen.

Kann keine Kunststoffröhre mehr eingesetzt werden, dann nimmt der Chirurg eine parallel zur Arteria femoralis verlaufende Vene, »die große Rosenader« (Vena saphena magna), und schließt die Vene oberhalb und unterhalb der gestörten Arterienstrecke als Umgehungskanal an.

Die Vene tut dann also als Arterie ihren Dienst, obgleich sie dafür denkbar schlecht konstruiert ist.

Unterdessen haben die Chirurgen die Technik so perfektioniert, daß auch kleinere Arterien operativ wieder durchgängig gemacht werden können, allerdings unter bedeutendem Arbeits- und Zeitaufwand.

Die Gefäßchirurgen haben aber kaum noch Zeit. Denn die steigende Zahl der Patienten und die geringe Zahl der Gefäßchirurgen haben zur Folge, daß seit Anfang der siebziger Jahre die Warteliste der Operationswilligen immer länger wird.

Wenn sie nach Monaten erst zur Operation kommen, sind bisweilen die Möglichkeiten zur Wiederherstellung der arteriellen Blutbahnen nicht mehr gegeben.

Dann führen die Chirurgen unter Umständen eine Operation aus, bei der sie eigentlich nicht recht wissen, was sie soll. Sie durchtrennen den Grenzstrang des vegetativen Nervensystems längs der Lendenwirbel, weil die Erfahrung gezeigt hat, daß danach manchmal eine bessere Durchblutung der Haut erfolgt und die kalten Füße oder Zehen sich wieder wärmer anfühlen.

Ab und zu kommt es zur Verwunderung mancher Chirurgen auch zur sogenannten paradoxen Reaktion, zu einer Verschlechterung der Durchblutung, was dann als »Ausdruck einer besonderen Reaktionslage des vegetativen Nervensystems« aufgefaßt wird.

Wenn schon in Betracht gezogen wird, daß tatsächlich das vegetative Nervensystem ein Mitverursacher der Durchblutungsstörung sein kann, dann sollte auch jegliche Sorge dem Erhalt und der Gesundung des Nervensystems gelten und nicht dessen Zerstörung.

Für die Regulierung des funktionsgestörten vegetativen Nervensystems gibt es die Neuraltherapie nach Huneke. Es muß für einige Chirurgen schon etwas ärgerlich sein: Welches Operationsgebiet auch behandelt wird, von der Kiefernhöhleneiterung über die Gallenblasenentzündung bis zur Zehenamputation – überall taucht diese Neuraltherapie nach Huneke als scheinbar alleinseligmachendes Allheilmittel auf. Diese Chirurgen mögen bedenken, daß der Kiefer nur im Kopf, die Gallenblase nur im Bauch und die Zehe nur am Fuß ist. Das vegetative Nervensystem jedoch überall.

Die neuraltherapeutische Injektion mit Lokalbetäubungsmitteln an bestimmte Nerven, Nervenganglien und Störfelder hat starke und schwache Seiten, sie ist aber ganz gewiß jedem Durchtrennen von Nerven vorzuziehen. Die Injektion kann die gestörte Funktion wieder regulieren und damit möglicherweise das Fortschreiten einer arteriellen Durchblutungsstörung in den unteren Extremitäten hemmen.

Eine dauernde Beschwerdefreiheit und Normalisierung der Durchblutungsverhältnisse durch eine solche Umstimmung der Nervenreize kann sicherlich nur im Anfangsstadium erreicht werden, wenn das krankhafte Geschehen noch nicht so weit vorangeschritten ist.

Mit dem Durchtrennen von Nerven sollte man auch aus einem anderen Grund zurückhaltend umgehen. Vielen operierten Männern bliebe dann die unangenehme Erfahrung erspart, impotent zu sein.

Natürlich leiden auch nichtoperierte Männer mit arteriellen Durchblutungsstörungen an mehr oder minder starken Erscheinungen der Impotenz. Wenn die Verschlüsse sich an der Aortengabel befinden, dann sind auch die Arterien betroffen, die für den Bluttransport in die Genitalgegend zu sorgen haben.

Bei operativen Eingriffen werden diese Arterien bisweilen vernachlässigt. Ihre Wiederherstellung ist auch erheblich schwieriger als die der großen Arteria femoralis.

Sicherlich hat jeder Patient nicht nur den Wunsch, wieder unbeschwert gehen zu können. Den Wunsch nach einer ungestörten Potenz äußert er oft nicht aus Scham oder aber aus dem Gefühl heraus, daß eine nachlassende oder versagende Potenz eben der Preis sei, den jeder Mann bei dieser Erkrankung nun einmal zu zahlen habe.

Es ist tatsächlich nicht immer einfach, die meist komplex miteinander verbundenen Ursachen einer Impotenz herauszuarbeiten und dann wirkungsvoll zu behandeln. Von der mechanischen Störung einer mangelnden Blutzuführung in die Arteria dorsalis penis bis zur psychischen Störung, die von der ganz individuellen Lebenssituation abhängt, sind viele Faktoren zu beachten.

Nicht zuletzt geht es hier um die Funktionserhaltung des Nervengeflechts, das für die Versorgung des gesamten Genitalbereichs verantwortlich ist. Der Plexus pudendus kommt aus dem Rückenmark, umgibt die Arterien im Becken und versieht dabei auch die wichtige Arbeit der vegetativen Blutgefäßerweiterung beziehungsweise -verengerung.

Bei operativen Eingriffen an der Aortengabel und dem oberen Verlauf der Arteria femoralis wurde dieses Nervengeflecht häufig ziemlich rigoros an verschiedenen Stellen mitdurchtrennt. Klagte der Operierte danach über versagende Potenz, wurde das von vielen Ärzten nicht sehr ernst genommen.

Es sind jene Ärzte, die bestimmen, wer krank ist und wer nicht. Nach ihrer Ansicht bedürfen ältere Männer mit schwindender oder geschwundener Potenz ebensowenig einer Behandlung wie ältere Frauen mit Kopfschmerzen.

Als sich die postoperativen Potenzbeschwerden jedoch häuften, ging man dazu über, bei den Arteriendurchtrennungen im Beckenbereich die umgebenden Nerven möglichst zu schonen. Der größere Zeit- und Arbeitsaufwand erbrachte immerhin eine deutlich verringerte Zahl der Fälle von Impotenz des operierten Patienten.

Noch eine Operationsmethode beim sogenannten Raucherbein muß genannt werden. Es ist die radikalste Methode. Sie sollte immer am Ende der Möglichkeiten stehen und nur dann angewandt werden, wenn alles andere versagt hat: die Amputation.

Es muß Ausnahme bleiben, daß eine Patientin, die wegen einer Unfallwunde an einer schlecht durchbluteten Zehe operiert wird, aus der Narkose aufwacht und feststellen muß, daß ihr der Unterschenkel amputiert wurde – mit der Begründung: »Wissen Sie, die Durchblutung wäre ja doch immer schlechter geworden, und mit einer Unterschenkelprothese kommen Sie besser zurecht als mit einer Fußprothese.«

Die nicht geringe Todesrate bei Amputationen erhöht sich noch, falls es sich um ältere Patienten mit besonderen Komplikationen handelt. Und mit den Prothesen kommen nicht alle Amputierten gut zurecht. Eine amerikanische Untersuchung bei 292 fast ausschließlich wegen chronischer arterieller Durchblutungsstörungen unterschenkelamputierten älteren (über fünfzig) Patienten ergab, daß 15 Prozent der Patienten später auch noch der Oberschenkel amputiert werden mußte, 15 Prozent die Prothese nicht vertrugen, weitere 25 Prozent die Krücken einer Prothese vorzogen und 24 Prozent sich nach der Amputation nicht wieder blicken ließen und von dem Angebot, sich Prothesen anpassen zu lassen, aus unbekannten Gründen keinen Gebrauch machten.

Das Beste an der Amputation ist die Angst davor. Sie kann vielleicht einige Patienten noch rechtzeitig zur Disziplin bewegen, die notwendig ist, um das Fortschreiten der Erkrankung zu verlangsamen oder aufzuhalten.

Man kann nämlich etwas tun.

Man kann unter Umständen die verschiedenen chirurgischen Eingriffe vermeiden, einschließlich der nicht selten zu erwartenden zweiten oder dritten oder vierten Nachoperation, die noch größere Probleme darstellt: »Die Wiederholungseingriffe am Arteriensystem gehören zu den schwierigsten Aufgaben des Chirurgen« (Prof. van Dongen, Utrecht).

Man kann sogar eine ganze Menge tun.

Zuerst einmal kann sich jeder ziemlich nüchtern die Wahrscheinlichkeit ausrechnen, bereits selbst an einer chronischen arteriellen Durchblutungsstörung erkrankt zu sein.
Das sind die wichtigen Risikofaktoren: Rauchen (auch nur wenige Zigaretten pro Tag), Bluthochdruck, Zucker (Diabetes mellitus), Übergewicht, hoher Cholesterinspiegel, über vierzig, männlich, Streß.
Mit jedem Risikofaktor, der dazukommt, vervielfacht sich die Wahrscheinlichkeit, daß man bereits eine Arterienschädigung besitzt.
Die Frage, welcher der Faktoren der entscheidendste sei, wird von jedem Arzt je nach Spezialgebiet und eigener Rauchgewohnheit anders beantwortet.
Selbstverständlich spielt das Alter eine Rolle. Ab dem sechsten Lebensjahrzehnt sind normalerweise die Gefäßsysteme nicht mehr so elastisch und für Veränderungen empfänglicher. Darum finden sich im höheren Alter auch bei Frauen arterielle Durchblutungsstörungen.
Die Veränderungen selbst werden wohl in der Hauptsache durch das Rauchen ausgelöst. Bei aller Skepsis gegenüber statistischen Angaben sprechen die Zahlen eine zu deutliche Sprache.
Das Bundesgesundheitsministerium schätzt, daß die raucherbedingten Gesundheitsstörungen durch vorzeitige Sterbefälle und durch Mehrkosten der Kranken- und Rentenversicherungen jedes Jahr einen Schaden von zwanzig Milliarden Mark verursachen. Und jedes Jahr stellen 100 000 raucherkranke Bundesbürger einen Antrag auf Frührente.
Kaum einer ist dabei, der nicht über arterielle Durchblutungsstörungen zu klagen hätte.
Das Klagen hält viele Patienten nicht davon ab, weiter zu rauchen. Sie erleiden unsägliche Schmerzen, ihnen fallen die verfaulten Zehen ab, sie rauchen weiter. In der amerikanischen Mayoklinik wurden 520 Patienten mit arteriellen Verschlüssen unter der strikten Auflage entlassen, nicht wieder zu rauchen. Bei einer Nachuntersuchung fünf Jahre später wurde festgestellt,

daß sich nur ein Teil an das Rauchverbot gehalten hatte. In der Rauchergruppe war unterdessen bei jedem neunten Patienten eine Amputation vorgenommen worden, in der Nichtrauchergruppe war es zu keinem einzigen Amputationsfall gekommen.

Tatsachen dieser Art sind Appelle an die Vernunft. Die Vernunft hat jedoch keinen Einfluß auf die Rauchgewohnheit, da es sich um eine Suchtkrankheit handelt.

Wenn also hier die Forderung erhoben wird, jeder Risikoträger müsse sofort und für immer das Rauchen einstellen, so geschieht es im Bewußtsein, damit ein nur sehr geringes Echo auszulösen.

Nicht viel erfolgversprechender dürfte die Forderung nach einer Ernährungsumstellung bei allen Übergewichtigen sein.

Jeder Mensch weiß, daß es nicht gesund ist, zu rauchen und zuviel – noch dazu falsch – zu essen. Wenn dieses Wissen bei allen Menschen wirklich zu nennenswerten Konsequenzen führen würde, wären die Wartezimmer und Krankenhäuser erheblich leerer.

Vielleicht können wenigstens einige der Menschen, die chronische arterielle Durchblutungsstörungen jetzt im Anfangsstadium wahrnehmen, beim nächsten Besuch ihres Hausarztes um eine genaue Untersuchung bitten. Sie ist einfach, sie geschieht durch Pulstasten an verschiedenen Körperstellen und durch Abhorchen.

Wenn erkannt wird, daß eine leichte Erkrankung im Stadium I vorliegt, bestehen sehr gute Aussichten auf eine Unterbrechung der Krankheitsentwicklung oder zumindest auf eine so starke Verlangsamung, daß nicht mit einer dauernden einschneidenden Störung des Allgemeinbefindens gerechnet werden muß.

Der ärztliche Rat wird dann sicherlich lauten – außer der dringenden Aufforderung, die Risikofaktoren (Rauchen, Übergewicht) auszuschließen –, der Patient solle ein regelmäßiges Bewegungstraining beginnen.

Der Organismus kann nämlich dazu angeregt werden, die arteriellen Durchblutungsstörungen selbst zu umgehen. Genau wie der »Kreislauf« der Nerven ist auch der Kreislauf der Blutgefäße nicht simpel und geradlinig angelegt.

Es gibt überall seitliche Abzweigungen, die wieder zum gleichen Gefäß zurückführen können.
Man nennt dieses System kleiner Seitenkanäle die Kollateralbahnen. Wenn irgendwo ein Hauptkanal durch Ablagerungen verengt wird, passiert zunächst gar nichts. Erst beim plötzlich erhöhten Sauerstoffbedarf der Zellen, wenn eine körperliche Leistung verlangt wird, muß der Bluttransport beschleunigt werden, und jetzt stört dieses Hindernis im Kanal. Um dieses den vermehrten Blutstrom störende Hindernis zu umgehen, sucht sich der Blutstrom den Weg durch die sonst vernachlässigten Seitenkanäle, durch die Kollateralen. Geschieht das durch eine ständig oder häufig erhöhte Leistungsforderung, dann kann sich aus den kleinen Kollateralen ein neues und gesundes Kanalsystem entwickeln. Man trainiert die kleinen Seitengefäße zu leistungsstarken Blutgefäßen hoch, während die verengte Arterie zu einem kaum mehr benötigten Seitenkanal wird und im günstigen Fall sogar bei einem späteren völligen Verschluß ohne Schaden für den Organismus die Funktion ganz einstellen kann.
Ein aus Kollateralen gebildetes Umgehungssystem kann nach Meinung einiger Angiologen – die in jüngster Zeit nicht mehr allgemein unterstützt wird – in wenigen Monaten entstehen. Herantrainiert wird eine solche Neubildung vor allem durch Spazierengehen, mindestens einen Kilometer weit in gleichmäßigem Tempo, und das möglichst mehrmals täglich.
Das hört sich einfach an. Aber die wenigsten Großstadtmenschen gehen heute noch ohne Unterbrechung die Strecke von einem Kilometer zu Fuß. Immer wieder stellen Ärzte bei Patienten fest, daß sie nicht mehr fähig sind, 500 Meter hintereinander zu gehen, ohne wegen arterieller Durchblutungsstörungen vor krampfartigen Schmerzen stehenbleiben zu müssen.
Eine Gehleistung von weniger als 500 Meter – auf ebener, glatter Strecke in gleichmäßigem Schrittempo und bei Raumtemperatur – wird von vielen Chirurgen bereits als Hinweis auf eine unbedingt notwendige Operation angesehen.
Ist die Durchblutungsstörung schon derart fortgeschritten, hilft

auch das Gehtraining nur noch selten etwas. Es kann im Gegenteil schädlich sein, denn jede Anstrengung kann zu einer krankheitsbeschleunigenden Mangeldurchblutung unterhalb der Verengerungen führen.

Immer und in jedem Stadium setzen die Ärzte die Waffen der Pharmakologie ein: Medikamente.

Die Hauptwaffe sind die gefäßerweiternden Medikamente (Vasodilatantien). Wenn es bei Gefäßverengerungen zu Ablagerungen (Thromben) und zu Verschlüssen kommt, sollte man eben ein Mittel geben, das die Gefäße erweitert. Besonders die Gefäße hinter den Verengerungen, wo das Blut nur verlangsamt fließt, müssen erweitert werden, damit sich dort nicht weitere Ablagerungen bilden.

Das ist sicherlich eine gute Überlegung. Nur gibt es bisher kein einziges gefäßerweiterndes Medikament, das so klug wäre, nur das eine Arterienstück zu erweitern, auf das es ankommt. Erweitert werden alle Gefäße im gesamten Organismus, was logischerweise zu einer Reihe von unerwünschten Nebenfolgen führen kann. Wenn alle Gefäße erweitert werden, sinkt der Blutdruck. Sinkt aber der Blutdruck, ist die Gefahr neuer Ablagerungen geschaffen. Es kann zu Komplikationen am Herzen kommen und zum »Blutdiebstahl« im Gehirn. Das »Steal-Syndrom« im Gehirn entsteht, wenn die medikamentös erweiterten Gefäße im Gehirn den dort krankhaft verengten Arterien das Blut entziehen, um sich zu füllen. Der Blutdiebstahl führt zum Gehirnschlag.

Um zu verhindern, daß bei langzeitiger Einnahme gefäßerweiternder Medikamente der Blutdruck sinkt, verordnen manche Ärzte auch Cortisonpräparate. Denn zu den zahllosen Wirkungen der Cortisonpräparate gehört die Gefäßverengung. Durch die Gefäßverengung soll der Blutdruck erhöht werden, aber ein erhöhter Blutdruck und verengte Gefäße führen möglicherweise an bisher gesunden Arterien des Patienten zu weiteren Durchblutungsstörungen.

Das Einnehmen von Medikamenten, die unsere Gefäße erweitern

oder verengen, ist also stets problematisch. Denn der veränderte Druck in den Beinarterien kann für die Beine richtig, für das Herz schädlich und das Gehirn tödlich sein. Gehirn, Herz und Gliedmaßen haben einen unterschiedlichen Sauerstoffbedarf und damit auch einen unterschiedlichen Blutbedarf. Weil das so ist, wird in unserem Organismus auch die Blutzufuhr von Gehirn, Herz und Gliedmaßen über voneinander unabhängige Steuerungssysteme geregelt. Das vegetative Nervensystem, das die Gliedmaßen mit der jeweils notwendigen Blutmenge versorgt, hat beispielsweise bei der Versorgung des Gehirns mit Blut so gut wie überhaupt keine Bedeutung.

Diese Unabhängigkeit wird ausgeschaltet, sobald die Druckverhältnisse im gesamten Blutkreislauf künstlich verändert werden. Diesen Eingriff kann der Organismus dann sehr übelnehmen. Sieben von zehn an schweren chronischen arteriellen Durchblutungsstörungen erkrankten Patienten (Stadium IV und Amputierte) sterben an Herzinfarkt oder Gehirnschlag. Es wird wohl kaum einen darunter gegeben haben, der nicht jahrelang medikamentös behandelt worden war.

Nicht nur mit gefäßerweiternden oder gefäßverengenden Medikamenten. Denn die nächste Überlegung der Ärzte galt nicht mehr dem Ziel, den Zustand der Adern zu verbessern, sondern man richtete das Augenmerk darauf, durch Medikamente das Blut flüssiger zu machen.

Es gibt Medikamente, die das Blut weniger gerinnungsfähig machen. Es verklebt nicht so schnell und wird darum nicht so leicht bei einer verringerten Fließgeschwindigkeit dazu neigen, sich an einer Arterienwand festzusetzen und einen Blutklumpen zu bilden. Man nennt sie Antikoagulantien.

Die Antikoagulantien wurden vor einiger Zeit als Retter aus der Not begrüßt und reichlich verwendet. Das bekannteste dieser Mittel (Marcumar) wurde oft zur Langzeitbehandlung eingesetzt. Das heißt, man verordnete dem Patienten das Mittel für Jahre oder sogar für den Rest seines Lebens.

Die Liste der Krankheiten, die durch langzeitige Einnahme von

Antikoagulantien mitverursacht werden können, liest sich geradezu erschreckend.
Deswegen darf man aber nicht aufhören, diese Medikamente einzunehmen. Jedenfalls nicht plötzlich und nicht ohne ärztliche Kontrolle: Wer auf Antikoagulantien »eingestellt« ist und das ändern möchte, muß mit äußerster Vorsicht an eine Veränderung seiner Lebenssituation herangehen.
Über die Wirkung der Antikoagulantien bei chronischen arteriellen Durchblutungsstörungen gibt es viele Arbeiten, die sich teils ergänzen und teils widersprechen. Man stellte in einem Fünfjahresversuch fest, daß die Patienten, die Antikoagulantien dauernd eingenommen hatten, inzwischen seltener Arterienverschlüsse erlitten hatten als die anderen, dafür hatten sie aber mehr weiter fortgeschrittene und mehr neue Verengerungsstellen an den Arterien vorzuweisen als die Patienten, die diese Medikamente nicht dauernd eingenommen hatten.
Auf der Suche nach einem anderen Weg, das Blut weniger klebrig zu machen, bot sich die Fibrinolyse an. Fibrin ist im Blut sozusagen der Klebstoff, das Fangnetz der Blutkörperchen. Das Auflösen des Fangnetzes ist die Fibrinolyse. Um ein akut, also plötzlich entstandenes Blutklümpchen aufzulösen, hat man die Möglichkeit, in der Klinik dem Patienten bestimmte Mittel (Streptokinasen) zu injizieren, die eine rasche und starke Fibrinolyse hervorrufen und damit den klebrigen Pfropf auflösen können.
Das ist jedoch nur bei einem frischen Pfropf und bei kurzzeitiger und vorsichtiger Anwendung möglich, denn die Mittel haben wieder einmal auch höchst unangenehme Eigenschaften und können zu schweren Allergien führen.
Deshalb sollte man sich eine andere, natürlichere Form der Fibrinolyse zunutze machen: eine gezielte und hochdosierbare Enzymtherapie. Es gibt Enzympräparate wie das Wobenzym, die auf tierischen Enzymen aufgebaut und gut verträglich sind. Diese (proteolytischen) Enzyme verringern auf sanfte Art die Klebkraft des Fibrins, lösen die Blutklümpchen langsam auf und

schützen gleichzeitig vor der Ansammlung neuer Blutklümpchen an der Arterienwand. Wegen dieser vorsorgenden Wirkung müssen die Enzympräparate zwar ebenfalls langfristig genommen werden, haben aber im Vergleich zu den Antikoagulantien keine auch nur annähernd so drastischen Nebenwirkungen aufzuweisen.

Ob einmal das Gift der Malaiischen Grubenviper die Aufgaben der Enzympräparate übernehmen kann, bleibt abzuwarten. Wirkstoffe in diesem Schlangengift scheinen die fibrinlösenden Enzyme im menschlichen Körper selbst zu stimulieren und könnten deshalb einmal das Medikament der Wahl werden. Bisherige Versuche sind ermutigend.

Bei der konservativen Behandlung der arteriellen Durchblutungsstörung wurden bisher die Bemühungen vernachlässigt, den für die Zellen lebenswichtigen Sauerstoff trotz der vorhandenen Störungen noch an die Zellen heranzubekommen.

Bei einer Arteriosklerose ist die Gefäßwand der Arterie verhärtet, weil die Zellen des Gefäßgewebes keinen Sauerstoff bekommen, keine Nahrung. Wenn die Ernährungsstörung der Gefäßwand beseitigt wird, dann wird die Gefäßwand auch eher in die Lage versetzt, Sauerstoff wieder an die zu versorgenden umliegenden Gewebszellen hindurchzulassen.

Man benötigt demnach einen Stoff, der schafft, was der Sauerstoff nicht mehr kann. Eine Art von Supersauerstoff, der durch die Hindernisse an den Arterienwänden hindurchgeht und Platz macht für den nachfolgenden Sauerstoff.

Dieser Supersauerstoff heißt Ozon.

Ozon ermöglicht eine verbesserte Oxydation der Zellen. Es wirkt selbst in geringster Konzentration, fast wie ein Katalysator, der allein durch seine Anwesenheit bestimmte chemische Vorgänge in Bewegung setzt. Auch Enzyme sind übrigens solche Katalysatoren.

Selbst einigen führenden Angiologen fällt es noch schwer, einen besonderen Unterschied in reinem Sauerstoff (O_2) und einem Gemisch von reinem Sauerstoff und Ozon (O_3) zu sehen. Früher wurden Versuche mit der Injektion reinen Sauerstoffs in die Blutbahn unternommen, doch das brachte keine brauchbaren Resultate.

Daß ein geringer Zusatz von Ozon zum reinen Sauerstoff nun einer direkt in die Arterien gegebenen Injektion eine Wirkung verleihen soll, die auch in schweren Fällen noch eine dramatische Wende zum Guten bringen kann – das ist etwas, was manche Angiologen nur sehr zögernd überhaupt zu Kenntnis nehmen.

Die derzeit noch laufenden wissenschaftlichen Untersuchungen über das Wirkungsprinzip des Ozon-Sauerstoff-Gemisches sollten niemanden davon abhalten, sich das Wirkungsprinzip bereits nutzbar zu machen. Denn es hat schon in einigen zehntausend Fällen seine bisher durch keine andere konservative Methode überbotene Qualität erwiesen (III. Chirurgische Universitätsklinik in Sofia und andere).

Die Anwendung der Ozontherapie bei den arteriellen Durchblutungsstörungen ist deswegen noch keine Erfolgsgarantie. Zur Ozontherapie finden in der Regel die Patienten erst dann, wenn jegliche konservative Therapie nicht mehr anschlägt, das Leiden unerbittlich fortschreitet und eine Operation droht. Oder wenn die ersten Operationen bereits durchgeführt worden sind und nun – nach dem Einsetzen einer Kunststoffarterie oder der Verschlußüberbrückung – nur noch die Amputation als ultima ratio übrigzubleiben scheint.

In diesen verzweifelten Fällen hat die Ozontherapie oft Erstaunliches zu leisten vermocht, wobei es immer noch bedrückend genug ist, wenn einem Patienten nicht mehr geholfen werden kann, weil er zu spät gekommen ist.

Ein Fall aus unserer Praxis, der sechsundvierzigjährige Pförtner Georg St. aus München, ist ein Beispiel für die Hilfe, die manchmal selbst in fast aussichtslos erscheinenden Fällen gegeben werden kann:

»Ich bin Taxifahrer gewesen und habe viel im Wagen gesessen, und dann war ich auch ein starker Raucher. Sport habe ich schon

lange keinen mehr getrieben. Wie ich einmal zum Arzt gegangen bin wegen was anderem, da hat man Zucker festgestellt bei mir und dann auch einen Schaden an den Arterien im linken Bein.
Erst bei der anschließend durchgeführten Untersuchung haben sie festgestellt, daß ich keine dreihundert Meter mehr habe gehen können ohne Schmerz in der Wade, so daß ich sofort habe stehenbleiben müssen. Ich habe das nicht glauben wollen, daß es von dem Rauchen kommt und dem Zucker, und habe mir gedacht, ich habe halt zuviel Gewicht, und keinen Sport den ganzen Tag, das ist alles. Ich bin also zum Sportplatz mit ein paar Kollegen, aber da war rein gar nichts zu machen, mich hat es gleich beim ersten Lauftraining umgehauen.
Aber vom Taxi habe ich nicht 'runterwollen. Das Rauchen habe ich gelassen, als die Haut sich verfärbt hat am Unterschenkel links. Und dann habe ich Marcumar und andere Tabletten bekommen, gleich am Anfang. Irgendwie ist das immer so weitergegangen, und ich habe nicht mehr schauen müssen, wie viele Meter ich noch laufen kann ohne Schmerzen, weil ich die auch schon so bekommen hab'. Nicht so stark im Taxi, wo ich gesessen bin. Aber nachts war es nicht zum Aushalten im Liegen, so daß ich mich manchmal in den Sessel gesetzt habe zum Schlafen.
Dann war es soweit, und die Ärzte im Krankenhaus haben mich bestellt zur Operation. Die ging wunderbar, kann ich nicht anders sagen. Die haben am Oberschenkel, wo also zwei Verschlüsse gewesen sind in der Arterie, da haben sie einen ganz modernen Kunststoff 'reingesetzt als Ersatz, so ein Röhrl ist das.
Das hat geholfen eine Weile. Ich hab' schon gehofft, jetzt wird das nimmer so schlimm wie früher, aber dann ging das wieder los.
Es war einfach nicht aufzuhalten, denn am Ende von dem Kunststoffröhrl hat sich wieder was verengt. Das war aber noch nicht das Ärgste, jetzt hat es tiefer angefangen am Unterschenkel, und der Fuß wurde immer dunkler.

Nachher hieß es im Krankenhaus: So, jetzt hilft alles nichts, jetzt müssen wir uns mit dem Gedanken anfreunden, eine Oberschenkelamputation zu machen.
Die haben sich von mir aus damit anfreunden können, aber ich nicht.
Also habe ich geschrieben an die Zeitungen und an alle Leute, und dann habe ich gehört von der Praxis hier mit der Ozontherapie. Meinen Beruf habe ich schon lang nimmer ausüben können. Zeit hab' ich also gehabt und bin hierher, und es war mir egal, daß ich nicht privat versichert gewesen bin und ich das hab' zahlen müssen. Eine Amputation hätte meine Kasse zahlt, aber die Ozontherapie nicht, was der größte Schmarrn ist.
Ich habe dann die Injektionen bekommen hier in die Leiste, aber da hat sich nichts gerührt. Ich bin sechsmal hergekommen und wollte schon aufgeben und doch hin zum Krankenhaus, damit endlich eine Ruh ist, weil ich schon ganz kaputt war von allem. Und da hat es endlich angefangen, daß das Ozon durch ist im Bein und so einen Druck gegeben hat im Unterschenkel. So schön langsam ist das mit der Farbe im Fuß zurückgegangen und hat wieder eine Durchblutung gezeigt.
Als ich die erste Nacht durchgeschlafen hab' ohne Schmerz, das war für mich, als ob ich ein neuer Mensch wäre.
So an die fünfzehnmal habe ich Ozontherapie bekommen, alle paar Tage, viel mehr wie die anderen. Aber bei mir hat es ja auch schon übel ausgesehen. Jetzt komme ich nur alle Monate noch mal her, für eine Injektion und zum Untersuchen.
Ich arbeite wieder. Ich bin jetzt Pförtner und kann auch helfen beim Entladen und Beladen von Lastwagen. Ein Sportler bin ich noch immer nicht, das ist vorbei, aber jetzt laufe ich meine 500 und 600 Meter ohne Stopp und ohne Schmerzen.
Auf meinen beiden Beinen, auf meinen eigenen. Das kann man keinem sagen, was das für ein Gefühl ist.«

Die Besonderheit in dem Fall des Patienten ist der Umstand, daß die intraarteriellen Ozoninjektionen, die normalerweise in die

Arteria femoralis in der Leistenbeuge gegeben werden, hier in die Kunststoffröhre gegeben werden mußten.
Es war zuerst nicht klar, ob das ohne weiteres möglich sein würde. Doch die wie ein feinmaschiges Gewebe konstruierte Kunststoffarterie reagierte fast wie ein natürliches Gefäß. Sie vertrug die Einstiche der Spritze und verschloß die Einstichstelle wieder elastisch. Das Blut in der Röhre schien die Stichstelle sofort abzudichten.
Der bereits festgesetzte Amputationstermin des Patienten liegt zur Zeit ein Jahr zurück. Die Freude des Pförtners ist verständlich.
Die Rückbildung der Beschwerden vom Stadium IV in das Stadium II scheint unter Kontrolle für längere Zeit anzuhalten.
Der Patient nimmt nach wie vor Antikoagulantien. Eine Umstellung auf Enzympräparate wird erwogen, doch sind hier noch Probleme zu lösen. Sogar finanzielle Überlegungen spielen eine Rolle mit, denn die Antikoagulantien sind erheblich billiger als die Enzympräparate und eine Dauertherapie mit einem teuren Medikament würde bei den Kassen möglicherweise auf Ablehnung stoßen.
Nicht jede Operation wegen arterieller Durchblutungsstörungen kann durch Ozon- und Enzymtherapie vermieden werden. Aber weil diese Möglichkeit besteht, wie die Praxis beweist, sollte die Chance unbedingt genutzt werden.
Es sei denn, die Chirurgen besäßen eines Tages das Können von Kosmas und Damian, den legendären Schutzheiligen der Ärzte und Apotheker.
Denn die beiden Heiligen sollen einem an Altersbrand – heute würden wir Raucherbein sagen – leidenden Kranken sinnigerweise das Bein einer frischen Mohrenleiche übertragen haben.
So geht es natürlich auch.

Wirbelsäule

Die große Last

Wir gehören zur Art Homo sapiens, das ist der mit Vernunft begabte Mensch. Und wir stammen ab vom Pithecanthropus erectus, vom Affenmenschen mit aufrechtem Gang. Als sich der Affenmensch an den aufrechten Gang gewöhnte, war er eben noch nicht mit Vernunft begabt.

Rein anatomisch gesehen, war dieses Aufrechtgehen nämlich ein ziemlicher Unfug, dem wir es verdanken, daß wir uns seitdem mit einer ganzen Anzahl körperlicher Leiden herumplagen müssen.

An erster Stelle ist da die Wirbelsäule zu nennen, die im wahrsten Sinne des Wortes die größte Last bei dieser Umstellung vom Vierbeiner zum Zweibeiner zu tragen hat.

Das wird durch einen Blick auf die Anatomie des Vierbeiners sofort deutlich. Das gesamte Körpergewicht ist hier auf vier Beine verteilt, die noch dazu wie Tischbeine an jeder Ecke stehen und dem Tier dadurch einen festen und sicheren Stand verleihen. Die Wirbelsäule des Vierbeiners hat also, bis auf Kopf und Hals, wenig zu tragen, wird kaum gestaucht und hat so gut wie keine Aufgaben beim Erhalt des normalen Gleichgewichts zu erfüllen.

Mit dem Aufrichten auf die Hinterbeine änderte sich alles. Aus der Wirbelsäule als waagrechter Haltestange wurde plötzlich eine senkrechte Balancierstange, die noch dazu vom Gewicht der oberen Körperhälfte ständig zusammengedrückt wird.

Diesen indischen Seiltrick bewältigte der Körper nur allmählich, indem das gesamte Achsenorgan – wie Wirbelsäule und Becken auch genannt werden – sich im Verlauf einer halben oder ganzen

Jahrmillion (die Wissenschaftler sind sich noch nicht einig) auf die veränderten Anforderungen eingestellt hat.
Das Achsenorgan hat sich zu einer recht genialen Konstruktion entwickelt, ausgerichtet auf das ungemein schwierige Kunststück einer den stets wechselnden Druck- und Zugverhältnissen angepaßten Statik.
Aus den Wirbeln, Zwischenwirbelelementen, Gelenken, Bändern und einem verwirrend vielschichtigen Arrangement von einzelnen Muskelsträngen entstand ein Gebilde, das uns heute dazu befähigt – trotz der anatomisch falschen Haltung –, bereits ein oder zwei Jahre nach der Geburt den gleichen zu begehen, uns aufzurichten und uns nach etwas Übung im Gleichgewicht auf zwei Beinen zu bewegen, zu drehen, zu bücken, zu strecken.
Dabei verbiegt sich die beim liegenden und krabbelnden Säugling noch ziemlich gerade Wirbelsäule zu einer S-förmigen Kurve, eine Folge des Drucks auf die Wirbelsäule, allerdings auch eine Hilfe bei der nun notwendigen Balance.
Das Tragen des oberen Körpers mit den bei jeder Bewegung sich ändernden Gewichts- und Gleichgewichtsverhältnissen erfordert einen ständigen und sofortigen Einsatz der Mechanik unseres Achsenorgans. Die Wirbel, Zwischenwirbel, Gelenke, Bänder und Muskeln müssen im exakten Zusammenspiel auf jede Gegebenheit reagieren.
Wenn diese Reaktionen von unserem Bewußtsein gesteuert werden müßten, von unserem Willen her, dann würden wir keine zwei Schritte gehen, ohne hilflos umzufallen. Denn so spontan und reaktionsschnell ist kein Mensch, daß er unentwegt in Bruchteilen von Sekunden die richtigen Maßnahmen treffen könnte.
Es ist deshalb ein Segen, daß diese Arbeit von ziemlich selbständig arbeitenden Nerven geleistet wird. Längs der Wirbelsäule herrscht ja auch kein Mangel an Nerven, hier befindet sich das zentrale Nervensystem und hier verlaufen auch die gebündelten Leitungskabel des vegetativen Nervensystems zum Gehirn.
Einige Nerven werden extra für die Regulierung der unsere Statik sichernden Muskeln abgestellt.

Das Achsenorgan wurde also geradezu perfekt für die besonderen Bedürfnisse des aufgerichteten Zweibeiners umkonstruiert.
Vielleicht hätten wir auch nicht die Plagen mit unserer Wirbelsäule, wenn wir es dabei bewenden ließen, aufrecht zu gehen. Die Vernunft, mit der wir begabt sind, hindert uns jedoch nicht daran, das delikate Gefüge unseres Achsenorgans in einer Weise zu belasten, die kein noch so perfekter Mechanismus auf die Dauer ausgleichen kann.
Das Achsenorgan könnte ohne Störung das Tragen und Balancieren des Körpers bewerkstelligen. Aber die Zug- und Druckkräfte, die Spannungen, Zerrungen und Dehnungen des Achsenorgans, die wir bei der Arbeit und auch in der Freizeit hervorrufen, erzeugen einige der als Zivilisationsschäden bezeichneten Erkrankungen.
Nicht bei den Handwerkern finden wir überdurchschnittlich viele Patienten mit Wirbelsäulenleiden, sondern bei den Kraftfahrern, bei Sekretärinnen und anderen Menschen mit einseitig beanspruchter Statik und dadurch verursachter chronischer Verspannung beziehungsweise Bewegungshemmung.
Auf der anderen Seite sind es die Sportler, besonders die Leistungssportler, deren Wirbelsäule nach einiger Zeit Schaden erleiden kann.
Bei den Wirbelkörpern eines Radrennfahrers wurden Druckkräfte von über 500 Kilo gemessen. Der Wucht, mit der ein Turmspringer auf das Wasser prallen kann, hält eine Wirbelsäule auf die Dauer wohl ebensowenig stand, wie sie auch kaum aushalten kann, was den meist noch jugendlichen oder gar kindlichen Leistungsturnern in Training und Wettkampf zugemutet wird.
Wenn Sportmediziner davon sprechen, daß Hochleistungssport ein Weg zur Frührente ist, dann denken sie gewiß hauptsächlich an die hier verursachten Wirbelsäulenschäden. Zu den Hochleistungssportlern kann man in diesem Zusammenhang auch die Ballett-Tänzer rechnen, die sich über die Konsequenzen ihres leicht masochistischen Berufs ziemlich klar sein dürften.
Der Mißbrauch der Wirbelsäule macht sich zuerst an den

schwächsten Gebilden des ganzen Achsenorgans bemerkbar, an den Bandscheiben.
Vor wenigen Jahrzehnten erst ging von den Medizinern die Kunde durch die Lande, daß die Bandscheibe schuld sei an den meisten Rückenbeschwerden, von der »Nackensteife« angefangen bis zum »Kreuzschmerz«.
Millionen Menschen waren daraufhin sofort davon überzeugt, es »an der Bandscheibe zu haben«.
Es ist fast normal, wenn man bei der Lektüre über bestimmte Krankheitssymptome unverzüglich der Meinung ist, genau an dieser Krankheit selbst zu leiden. Es gab sogar Operationen, die direkt als chic galten. Als berühmte Professoren der sogenannten Wanderniere die Schuld an vielen unklaren Beschwerden gaben und die Wanderniere im Bauchraum festnähten, galt es als eine Art Statussymbol, eine Wanderniere zu besitzen.
Und nun ist es die Bandscheibe. Es ist nicht mehr der Hexenschuß, der Lumbago, das Rheuma – was immer sich als Schmerz in der Gegend der Wirbelsäule äußert, es ist nun ganz klar die Bandscheibe.
Wobei die Patienten meistens nur eine sehr blasse Ahnung besitzen, was sie sich überhaupt unter »der« Bandscheibe vorzustellen haben.
Es gibt nicht eine Bandscheibe, es gibt 23 Bandscheiben. Nämlich die 23 Zwischenwirbelkörper, die zwischen den meisten Wirbeln der Wirbelsäule eingebettet sind.
Zwischen den Halswirbeln haben wir nur platte, verkümmerte Bandscheiben. Es sind übrigens auch gar keine Scheiben. Unter einer Scheibe stellt man sich einen flachrunden Körper vor, der zwischen den Wirbeln liegt wie eine Scheibe Wurst zwischen dem Brot. Die Wirbelsäule ist aber kein Riesen-Sandwich aus abwechselnd aufeinandergetürmten Wirbeln und Bandscheiben. Wirbel und Bandscheiben sind vielmehr fest miteinander verwachsen.
Deshalb wurde immer wieder vorgeschlagen, die Bandscheibe umzutaufen und beispielsweise Zwischenwirbel zu nennen, aber

es ist wohl zu spät. Zu allen irreführenden medizinischen Bezeichnungen kommt eben diese noch hinzu.

Jede der 23 Bandscheiben besteht aus einem gallertartigen, weichen und elastischen Kern, der ringsum von einem festen Ring aus Faserknorpeln gehalten wird. Für Leser, die es ganz genau wissen wollen: Es sind eigentlich sogar zwei Faserknorpel-Ringe.

Jede Bandscheibe sitzt wie ein Wasserkissen zwischen den Wirbelkörpern, sie absorbiert Schock wie ein Stoßdämpfer, gleicht Druck aus wie eine hydraulische Federung und macht sich so äußerst nützlich.

Der aufrechtgehende Mensch benötigt natürlich eine stärkere Federung und Stoßabsorbierung als der Vierbeiner. Deshalb haben sich beim Menschen im Laufe der Zeit die Bandscheiben auch zu dickeren Polstern ausgebildet als beim Tier.

So machen beim gesunden Menschen die Wirbel selber nur 75 Prozent der Wirbelsäulenlänge aus, und die restlichen 25 Prozent sind die Bandscheiben. Zu den Tieren mit einem ebenfalls recht hohen Anteil an Bandscheiben, nämlich rund 17,5 Prozent der Länge, gehören allerdings auch die Hunde. Vielleicht der eigentliche Grund dafür, daß man bei Hunden ebenfalls Bandscheibenleiden findet. Die Wirbelsäule des Pferdes dagegen besteht nur zu 11 Prozent aus Bandscheiben.

Der Mensch hat also die besten und dicksten Wasserkissen zwischen den Wirbeln und kann darum Hüpfen und Springen, ohne sich gleich bei jedem Sprung die Wirbel anzuknacken.

Nur funktioniert das leider nicht ohne weiteres ein Leben lang. Bei jedem Kind geht nämlich etwa im Alter von vier Jahren eine Veränderung vor: Die Blutversorgung der Bandscheiben wird eingestellt. Das Gewebe der Bandscheiben ist ein »bradytrophes« Gewebe: Es wird nicht mehr direkt mit Nahrung versorgt und kann sich daher bei Abnutzung oder Verletzung nicht mehr regenerieren. Wir besitzen noch einige andere bradytrophe Gewebe ohne jede Blutversorgung, beispielsweise die Hornhaut und die Augenlinse.

Es ist bedauerlich, daß die Bandscheiben nur in unseren ersten Lebensjahren ein pralles, volles Dasein führen. Denn – abgeschnitten von der Blutversorgung – beginnen die Bandscheiben unaufhaltsam zu altern. Sie trocknen langsam aus, der Wassergehalt sinkt, der gallertartige Kern verfestigt und verhärtet sich immer mehr.

Die federnde Ausgleichskraft der Bandscheiben läßt nach, die Faser-Ringe können sich nach Beanspruchung nicht mehr dehnen und zusammenziehen wie zuvor, sie leiern aus. Dann passiert es bisweilen schon bei einer relativ geringen ungleichen Belastung der Wirbelsäule, daß an einer besonders beanspruchten Bandscheibe ein Stück des Faser-Rings einreißt oder etwas vom Bandscheibengewebe seitlich herausgedrückt wird.

Das kann dann einer der berühmten »Hexenschüsse« sein, ein plötzlich einsetzender Schmerz im Kreuz.

Der Bandscheiben-Vorfall (Prolaps), wie ihn die Mediziner nennen, wird in neun von zehn Fällen in der Gegend der Lendenwirbel ausgelöst. Die Bandscheiben zwischen dem vierten und fünften Lendenwirbel sowie die Bandscheibe zwischen dem fünften Lendenwirbel und ersten Kreuzwirbel sind am stärksten gefährdet.

Was hier schmerzt, ist nicht die Bandscheibe, sie ist gefühllos. Vielmehr drückt meist der eingerissene Faser-Ring oder ein Stück des vorgetretenen Bandscheibenkerns auf die zwischen den Wirbeln verlaufenden Nervenstränge.

In schweren Fällen reißt ein ganzes Stück des Faser-Rings ab und drückt auf das Rückenmark. Je nach Lage und Umfang des Bandscheibenvorfalls kommt es zu Schmerzen oder sogar zu Lähmungen.

Daß die Bandscheiben überwiegend in der Lendenwirbelgegend geschädigt werden, hat verständliche Gründe. Bei dem Umbau der Wirbelsäule des Menschen fanden die stärksten Veränderungen im Kreuz statt, dort also, wo die schwerste Last getragen und die härteste Balancierarbeit geleistet werden muß und daher auch die Störanfälligkeit am größten ist.

Die angerissene, herausgequetschte oder abgerissene Bandscheibe drückt meistens auf einen großen Nervenstrang, der bei den Lendenwirbeln austritt, den Ischiasnerv. Der daraus resultierende Schmerz betrifft den Ischiasnerv selbst und strahlt je nach betroffener Stelle in die Oberschenkel, Unterschenkel oder Füße aus. Im ungünstigen Fall können abgeklemmte Nerven zu einem Versagen der Funktion der unteren Organe und Extremitäten führen.

Kein Zweifel: Hier muß möglichst rasch operiert werden. Man wird den Patienten in der Knie-Ellenbogen-Lage auf den Operationstisch plazieren und – oft nur unter örtlicher Betäubung – einen Schnitt nahe des Bandscheibenvorfalls ausführen, die mechanisch gestörte Nervenwurzel freilegen und das angerissene oder herausgetretene Stück Bandscheibe entfernen. Manchmal kratzt man mit einem scharfen Löffel auch die Reste des Bandscheibenkerns zwischen den Wirbeln heraus.

Eine nach Auskunft einiger Neurochirurgen nicht übermäßig schwierige Operation, die dem leidenden Patienten eine Befreiung vom Schmerz verspricht.

Es kann sich dabei manchmal als notwendig erweisen, auch eine Laminektomie durchzuführen, das heißt, einen Dornfortsatz oder einen anderen Teil des Wirbelkörpers zu entfernen.

In Notfällen ist eine Bandscheibenoperation unersetzlich und von größter Wichtigkeit, denn hier kann ein Zögern Schädigungen hervorrufen, die das restliche Leben des Patienten dauernd beeinträchtigen können.

Aber die Bandscheibenoperation wird nicht lediglich in solchen offensichtlichen Notfällen ausgeführt, etwa bei einem zum Rücken oder seitlich zum Rücken hin herausgedrückten Bandscheibengewebe mit einer damit verbundenen starken Nervenquetschung.

Daß es eine ganze Anzahl von Bandscheibenoperationen gibt, die vielleicht hätten vermieden werden können, geht aus Berichten hervor, in denen darüber diskutiert wird, warum man wohl bei manchen Operationen den Bandscheibenvorfall nicht dort gefunden hat, wo man ihn vermutete, warum er ganz woanders war oder warum überhaupt kein Bandscheibenvorfall zu entdecken gewesen ist.

So klar ist die Diagnose nämlich nicht zu stellen. Sicherlich können Röntgenbilder eine Hilfe sein, auch wenn die Kontrastmittel, die bei dem sogenannten Myelogramm genutzt werden, noch keineswegs die idealen sind. Denn eines der Mittel muß nach dem Einspritzen wieder abgesaugt werden, was nie vollständig gelingt. Ein anderes dagegen bringt nicht so klare Kontraste.

Und selbst die schärfsten Röntgenbilder sind nicht immer die besten Entscheidungshilfen bei der Frage, ob operiert werden sollte oder nicht.

Bei Leichenöffnungen fand man bisweilen an der Wirbelsäule des Verstorbenen erhebliche Bandscheibenschäden, die im Röntgenbild unbedingt die Diagnose ergeben hätten: Prolaps mit Nervenkompression, sofort zu operieren. Aber die Verstorbenen hatten zu Lebzeiten nicht ein einziges Mal über Rückenbeschwerden geklagt.

Andererseits wurden bei Patienten mit allen klassischen Anzeichen eines akuten Bandscheibenvorfalls keinerlei Veränderungen der Bandscheiben entdeckt.

Die Schwierigkeiten, die sich dem Chirurgen bei der Diagnose eines Bandscheibenschadens bieten, sind nicht gering. Und die Operation selbst ist doch nicht eine so glatte und problemlose Angelegenheit, daß man eine etwas zu voreilig gestellte Diagnose einfach hinnehmen sollte.

Nicht wenige der Operierten finden sich später mit den gleichen oder gar stärkeren Beschwerden wieder beim Arzt ein. Und nur wenige davon sind Patienten, die aus einem dringend erforderlichen Notfall heraus operiert worden sind: Einem Bericht über die Beschwerden von 300 Bandscheiben-Operierten kann man entnehmen, daß nur knapp sechs Prozent der Patienten innerhalb von vier Wochen nach dem ersten Auftreten der Beschwerden operiert worden waren.

Mehr als zwei Drittel dieser Patienten wurden sogar erst operiert, als das Leiden bereits länger als ein Jahr bestanden hatte, bei den meisten sogar schon fünf Jahre und länger.

Daß fast jeder der operierten Patienten ein versteiftes Kreuz aufwies, kann nicht überraschen. Nach einer Operation ist die Gegend vom vierten Lendenwirbel bis zum Kreuzbein meist nicht mehr beweglich.

Bei den nachoperativen Schäden fällt die besonders häufig anzutreffende Spondylochondrose-Arthrose auf. Um es verständlicher und lesbarer auszudrücken: die krankhaften Abnutzungserscheinungen der Wirbelkörper.

An dieser krankhaften Veränderung wird früher oder später fast jeder Bandscheibenoperierte leiden, wenn bei ihm auch ein Stück eines Wirbelkörpers – wie etwa ein Dornfortsatz – entfernt worden ist. Denn die Entfernung der Knochenstücke stört natürlich an dieser Stelle die Statik, es kommt zu Fehlstellungen der Wirbel, zu falschen Druckverhältnissen, bei denen bestimmte Teile der Wirbel beschädigt werden können.

Die Liste der weiteren möglichen postoperativen Beschwerden ist betrüblich lang, und es sind dabei nicht nur die Knochen, Gewebe, Gelenke und Muskeln betroffen, sondern oft auch die Nerven. Bei der Hälfte aller im erwähnten Bericht aufgeführten operierten Patienten kam es zu Ausfallerscheinungen der Nerven, bis hin zu Lähmungen.

Daß besagter Bericht nicht ein Sonderfall aus dem medizinischen Gruselkabinett ist, kann man aus einer Vielzahl anderer Untersuchungen ersehen. Untersucht man die Ergebnisse von elf diesbezüglichen klinischen Statistiken, dann kommt man – bei allem Vorbehalt gegenüber Prozentzahlen – doch zu Angaben, die jeden Chirurgen ernüchtern müssen:

Von allen hier erfaßten Bandscheibenoperationen erwiesen sich fünf bis sieben Prozent als praktisch unbefriedigend, und weitere 25 bis 44 Prozent erforderten eine regelmäßige Nachbehandlung des Patienten. In einer Statistik (Bösch) wurden 77 Prozent der Patienten als »nach der Operation« behandlungsbedürftig bezeichnet.

Bei den Bandscheiben-Operierten, die sich wegen ihrer postoperativen Beschwerden in eine Klinik begeben mußten, waren mehr als 20 Prozent wegen dieser Beschwerden arbeitsunfähig, einige waren Rentenbewerber auf befristete Zeit, und etwa jeder fünfte Patient hatte Antrag auf Rente gestellt.

Das allerdings soll nach Auffassung vieler Chirurgen typisch für den Bandscheiben-Operierten sein: daß er die Rente will, daß er wegen seiner Beschwerden klagt und seine Krankheit seelisch nicht verarbeitet. Aus diesem Grund, wegen der »physisch-psychischen Mehrschichtigkeit der Beschwerden« (Kautzky), wird davon abgeraten, die Operierten nochmals zu operieren.

Denn die Operierten würden sich entweder besonders aggressiv oder besonders depressiv verhalten.

Das ist eine Feststellung, bei der nicht nur Neuraltherapeuten an die Beteiligung des vegetativen Nervensystems denken. Eine nervliche Über- oder Untererregung, ausgelöst im Gebiet der Lendenwirbel, sollte man mit neuraltherapeutischen Methoden behandeln.

Eine Blockade des rechts und links der Lendenwirbel verlaufenden Grenzstrangs des vegetativen Nervensystems mit einem neuraltherapeutischen Mittel kann zur Beseitigung vieler postoperativer Beschwerden führen.

Wenn schon vor einer Zweit- oder Drittoperation des Bandscheiben-Geschädigten wegen dieser physisch-psychischen Mehrschichtigkeit der Beschwerden gewarnt wird, dann sollte man dem Patienten die körperlich-seelische Belastung auch vor der ersten Operation zugestehen und sie beachten. Die besondere Labilität des Bandscheiben-Patienten ist schließlich nicht erst die Folge der Operation.

Und wenn schon erkannt wird, daß eine besondere Labilität – eine Mitbeteiligung des vegetativen Nervensystems am Krankheitsprozeß – vorhanden ist, dann sollte das vegetative Nervensystem auch am Gesundungsprozeß verstärkt mitbeteiligt werden.

Um es zu wiederholen: Bedrohliche Nerveneinklemmungen, meist im Zusammenhang mit echtem Bandscheibenvorfall oder

-abriß, sind unverzüglich unter Nutzung der jeweils schonendsten Methode zu operieren.

Aber diese Fälle sind ziemlich selten, gewiß seltener als die vorgenommenen Operationen. Im Rahmen einer Untersuchung, die in einer neurochirurgischen Klinik durchgeführt wurde, kam man zu dem Ergebnis, daß von allen 1043 mit Wirbelsäulenleiden eingelieferten Patienten nur 64 einen echten Bandscheibenvorfall aufzuweisen hatten.

Auf der anderen Seite steigt die Zahl der Bandscheibenoperationen immer weiter an.

Bei der Bundesversicherungsanstalt für Angestellte beispielsweise hat sich der Anteil derjenigen, die wegen postoperativer Bandscheibenbeschwerden einem Heilverfahren zugeführt wurden, in den letzten zehn Jahren immerhin vervierfacht.

Dieser Anstieg ist nur zum Teil damit zu erklären, daß immer mehr Menschen die Vorteile einer sozialen Krankengesetzgebung erfaßt und genutzt haben. Andererseits darf man auch nicht daraus schließen, im gesamten Bundesgebiet wäre die Zahl der Bandscheibenoperationen tatsächlich viermal so hoch wie vor zehn Jahren.

Man kann jedoch erkennen, daß die Wirbelsäulenleiden heute eher operativ angegangen werden als früher, daß die Chirurgen leichter der verständlichen Versuchung erliegen, eine mechanische Funktionsstörung der Wirbelsäule im Sinne einer operativen Reparatur zu beseitigen. In Schweden hat man sogar versucht, einen Ersatzteildienst für beschädigte Bandscheiben zu entwickeln: Man entfernte die lädierten Scheiben und setzte dafür Stahlkugeln ein. Die Methode konnte aber bis jetzt nicht überzeugen.

Unsere heutige Lebensweise ist sicherlich zur Beschleunigung eines Bandscheibenschadens ganz besonders geeignet, aber diese Lebensweise war schon vor zehn Jahren in etwa die gleiche, sie hat keine so radikalen Veränderungen erfahren, daß sie eine Vervielfachung der Operationen in dieser Zeitspanne bedingen könnte.

Die Mahnung zur stärkeren Zurückhaltung ist deshalb begründet. Besonders im Bewußtsein der nicht immer erfreulich verlaufenden Eingriffe sollte bei Bandscheibenleiden nicht ohne zwingende Notwendigkeit operiert werden.
Die typischen Anzeichen einer Bandscheibenschädigung sind in Wirklichkeit oft nichts anderes als Zeichen eines Circulus vitiosus: Zum Beispiel kann einer der für die Statik der Wirbelsäule arbeitenden Nerven gestört sein, er zieht quasi zur Unzeit am falschen Muskel, der Muskel verspannt, dadurch wird der damit verbundene Wirbel verzogen und gereizt, dadurch kann wiederum ein anderer Nerv gestört werden, was wiederum zu weiteren Fehlstellungen führt. Ein Teufelskreis.
Jetzt hat der Arzt zwei Möglichkeiten. Entweder er injiziert an den gestörten Nerv etwas Impletol oder ein anderes procainhaltiges lokales Betäubungsmittel: Die Ruhigstellung des Nervs unterbricht den Teufelskreis an der Schmerzstelle, es kommt zur allgemeinen Entspannung und Normalisierung. Oder er wendet einen chirotherapeutischen Griff an, indem er auf bestimmte Art mit kurzem Druck den verstellten Wirbel wieder in seine korrekte Lage springen läßt. Er »reponiert« den Wirbel.
Selbstverständlich gibt es die dritte und oft erfolgreichste Möglichkeit: Erst die entspannende Injektion mit Impletol und dann den berühmten chirotherapeutischen »heilenden Ruck«.
Die Wirbelsäule muß gar nicht am Krankheitsgeschehen beteiligt sein, wenn jemand unter »Kreuzschmerzen« leidet. Ischialgische Schmerzen, die bis in die Beine ausströmen und im ersten Augenblick alle Hinweise auf einen bedeutenden Bandscheibenvorfall liefern, der eigentlich operiert werden sollte, können durch ein einfaches Störfeld verursacht worden sein.
Die Möglichkeiten einer Behandlung solcher Beschwerden sollen an einem Fall deutlich gemacht werden. Die fünfzigjährige Laborantin Sieglinde T. aus Nürnberg schildert ihn so:

»Als Laborantin habe ich eine sicherlich ungesunde Lebensweise, das heißt, ich sitze den ganzen Tag am Tisch und arbeite am

Mikroskop. Das habe ich fast dreißig Jahre gemacht, und da ist es wohl kein Wunder, daß sich bei mir ein paar Wehwehchen eingestellt haben.

Ich bekam unter anderem immer mehr Schwierigkeiten mit dem Kreuz. Das wurde immer schlimmer, und ich bin zum Arzt gegangen und wurde auf Bandscheibe behandelt. Die Schmerzen im Kreuz strahlten dann aus in die Beine, und das war dann eben meine Ischialgie.

Von da an bin ich jedes Jahr zur Kur gegangen, es wurde mit Wasser und Wärme behandelt, und zu Hause habe ich allerlei Rheumamittelchen genommen. Dazu kam dann Massage und auf ärztliches Anraten auch regelmäßig Schwimmen im Hallenbad. Nur bin ich immer Brust geschwommen, weil ich nichts anderes kann, und hinterher war ich in der Regel noch verspannter als zuvor.

Es wurde jedenfalls nicht besser. In unserem medizinischen Labor haben wir natürlich alle Tests gemacht mit mir, und ich bin 'rüber zum Röntgenologen, und der hat dann entdeckt, daß meine Bandscheibe nicht in Ordnung ist – beziehungsweise meine Wirbelsäule. Aber eben oben am Zervikale, also an der Halswirbelsäule. Von dem ewigen Krumm-Dasitzen, wahrscheinlich. Als alles nichts half, sollte operiert werden. Ich war sehr mißtrauisch, weil sich der Schaden an der Halswirbelsäule befand, aber die Lendenwirbelgegend und der ganze Ischias die Beine 'runter schmerzten.

Wir haben damals Laborbefunde für eine Praxis gemacht, die mich wegen der ungewöhnlichen Auswahl an Patienten und Krankheiten interessierte. Ich wußte auch, welche Methoden dort angewandt wurden. Ich bin hingegangen.

Nach meinem ersten Besuch dort war alles schon viel besser. Ich habe neuraltherapeutische Spritzen neben den Lendenwirbeln erhalten und dazu noch Akupunktur. Mir wurde auch die Wirbelsäule chiropraktisch behandelt, und es hat ein paarmal geknackst. Es war verblüffend. Denn nicht nur die Kreuzschmerzen waren danach besser, zu meiner Überraschung waren auch meine

klimakterischen Beschwerden verschwunden, von denen ich in dieser Praxis überhaupt nichts gesagt hatte.
Trotzdem blieben immer noch etwas Kreuzschmerzen bestehen, die einfach nicht weg wollten. Daraufhin wurde in der zweiten Behandlung bei mir nach diesen Störfeldern gesucht, und ich bekam eine Spritze an meine alten Mandelnarben. Ich war im gleichen Augenblick frei und gelöst im Kreuz. Jetzt mache ich nur ein bißchen leichte Gymnastik, um beweglich zu bleiben. Mir geht es gut. Die schlechte Halswirbelsäule habe ich immer noch, sie stört mich aber nicht.«

Die Beseitigung der klimakterischen Beschwerden verdankt die Patientin der Akupunktur. Gestochen wurden hauptsächlich Punkte längs des sogenannten Blasen-Meridians. Er hat nur wenig mit der Blase zu tun, die Bezeichnungen der Akupunktur-Meridiane darf man nicht mit dem westlichen Verständnis von der Medizin beurteilen. Der 60. Punkt des Blasen-Meridians, also B 60, ist der »Meisterpunkt der Schmerzen« und liegt am Fersenbein nahe der Achillessehne. B 58 (am Unterschenkel) und B 54 (in der Mitte der Kniekehle) sind ebenso bewährte Punkte bei der Ischialgie wie B 31, der in der Höhe des Kreuzbeins zu finden ist. Dieser B 31 besitzt ebenfalls einen dieser blumigen chinesischen Ehrentitel und ist der »Meisterpunkt des Klimakteriums«.
Etwas näher muß noch auf die Chirotherapie eingegangen werden. Die Chirotherapie – oder Chiropraktik, wie sie ursprünglich genannt wurde – gehörte einst zu den Behandlungsmethoden, die der Lächerlichkeit preisgegeben waren.
So anerkannte Chirurgen wie Professor Ludwig Zukschwerdt amüsierten sich kopfschüttelnd, wenn man ihnen von dieser aus Amerika stammenden Methode berichtete: Der Behandelnde führt halbe Ringkämpfe mit dem Patienten auf, knackt und ruckt mit Catchergriffen am Knochengerüst des Patienten und erwartet dabei eine augenblickliche Befreiung von Leiden, die eigentlich nur ein orthopädischer Chirurg behandeln kann.

Aber dann passieren bisweilen merkwürdige Dinge. Zum Beispiel kam eines Tages ein Patient mühsam mit dem Fahrrad angeradelt, um sich im Krankenhaus von Prof. Zukschwerdt an der Bandscheibe operieren zu lassen. Durch sein Leiden behindert, stürzte er vor der Tür der Klinik beim Absteigen vom Fahrrad – es gab, wie der Patient berichtete, einen lauten »Knacks« –, und der Mann war in der gleichen Sekunde vom Leiden befreit und konnte vergnügt gleich wieder nach Hause radeln. Für Prof. Zukschwerdt eine Art Schlüsselerlebnis.
Er erinnerte sich an die alten Geschichten mit dem plötzlich heilenden Knacks, nahm die Chirotherapie ernst und setzte sie später mit der gebotenen Sorgfalt und mit gutem Erfolg ein.
Ein Fall, in dem ein Bandscheiben-Prolaps allein durch chirotherapeutische Griffe beseitigt werden konnte, ist der Fall des Sportlehrers Rainer B., eines siebenundzwanzigjährigen Leistungssportlers aus Köln:

»Das war ganz kurz. Ich war in München bei meinem Orthopäden in der Klinik, der hat mir genau auf dem Röntgenbild zeigen können, wo mir die Bandscheibe 'rausgerutscht ist, nämlich zwischen dem dritten und vierten Lendenwirbel. Das ist mir bei einer Barrenübung passiert. Ein Masseur, mit dem ich gut befreundet bin, war in der Klinik dabei, der hat sich das Röntgenbild auch angesehen und hat gesagt: Leg dich mal hin, Rainer. Und schon hat er auf den Wirbel da gedrückt. Mein Professor wurde etwas weiß um die Nase, und ich kam gleich wieder hinter den Röntgenschirm. Da war deutlich zu sehen, daß das Stück von der Bandscheibe jetzt nur noch ein bißchen aus dem Spalt gequetscht war. Ich bin drei Tage später zur Praxis von meinem Bekannten gegangen, und dort hat er mich nochmals chirotherapeutisch behandelt, und das Ding war weg. Einfach voll 'reingeschnappt. Mir hat man immer erzählt, das wäre unmöglich, das würde sofort wieder 'rausspringen. Aber das blieb in Ordnung bis heute, toi, toi, toi.«

Es wird hier nicht behauptet, daß für jeden Chirurgen die Chirotherapie oder die Neuraltherapie etwas absolut Neues sei, von dem er nun Kenntnis nehmen sollte.
Es wird jedoch behauptet – und durch die Praxis immer wieder bewiesen –, daß die gekonnte Anwendung von Methoden wie der Chirotherapie, Neuraltherapie und Akupunktur gerade die unter der Bezeichnung »Bandscheibenoperation« durchgeführten chirurgischen Eingriffe in zahlreichen Fällen überflüssig machen können.
Eine vermiedene Bandscheibenoperation bedeutet zusätzlich oft auch vermiedene Folgebeschwerden und vermiedene weitere Operationen.
Allerdings auch eine vermiedene Frührentnerexistenz mit der alljährlichen Kurbehandlung, auf die einige dieser Patienten vielleicht sogar Wert legen.
Flucht in die Krankheit ist gewiß ein wichtiges Thema, das von Jahr zu Jahr an Bedeutung gewinnt. Aber es ist nicht Thema dieses Berichts.

Gelenke

Erhalten und nicht ersetzen

Eine Chirurgie, die sich sprunghaft entwickelt hat und immer mehr Gewicht für sich in Anspruch nimmt: die Rheuma-Chirurgie.

Es handelt sich fast ausschließlich um die operative Behandlung von rheumatisch erkrankten Gelenken.

Operiert werden die Folgen einer Krankheit, deren Ursachen ungewiß sind.

Rheumatismus, sagen manche Ärzte, hätte allergische Ursachen, oder, es käme hier zu übermäßigen Gewebsreaktionen auf bestimmte, zur Bildung von Abwehrstoffen anregende Allergene.

Rheumatismus, sagen andere Ärzte, käme durch Streuung von Bakterien zustande, die von einem Streuherd ausgesandt werden könnten. Man gab Streptokokken die Schuld, und es wurde auch vermutet, es müsse als Erreger des rheumatischen Fiebers ein Rheuma-Virus existieren, ein Virus, der immer im Körper vorhanden sei und erst bei einer gewissen Schwächung der körperlichen Widerstandskraft aktiv werden könne.

Rheumatismus, sagen speziell die amerikanischen Ärzte, würde durch hormonelle Regulationsstörungen verursacht, nämlich durch Störungen des Hypophysen-Nebennierenrindensystems. Dieser Theorie verdanken wir Segen und Fluch der Rheumatherapie mit Cortison-Präparaten.

Rheumatismus, sagen schließlich auch einige Ärzte, kann mit neuralpathologischen Faktoren in Zusammenhang stehen – mit Faktoren also, die zu Erkrankungen des Nervensystems führen können. Die Störungen rufen die verschiedenen, auf kein Körper-

gebiet beschränkten Fehlreaktionen hervor, die wir als Rheumatismus bezeichnen.
Es ist außer dem Nervensystem wirklich kaum eine andere Klammer denkbar, die ein solch unterschiedliches Geschehen miteinander verbinden kann, wie es bei allen Erkrankungen des sogenannten »Rheumatischen Formenkreises« beobachtet wird. Eigentlich ist es nicht möglich, von »dem Rheuma« zu sprechen. Hinter der Bezeichnung kann sich vieles verbergen: ein Weichteilrheumatismus wie etwa der Muskelrheumatismus oder ein entzündlicher Rheumatismus wie die primär chronische Polyarthritis oder ein sogenannter degenerativer Rheumatismus wie jede Arthrose.
Bei der Ernährung rheumatisch erkrankter Gelenke werden immer wieder die Begriffe »Arthritis« und »Arthrose« benutzt. Nicht nur Laien verwechseln sie bisweilen.
Bei einer Arthritis – wie bei fast jeder Krankheit, die auf »-itis« endet – handelt es sich um eine Entzündung, um entzündliche Vorgänge des Bindegewebes an einem Gelenk. Es sind akute und chronische Gelenkentzündungen möglich.
Die Arthrose ist eine nichtentzündliche Erkrankung des Gelenks. Abnutzungserscheinungen machen sich bemerkbar, die aus einer Verletzung heraus entstanden sein mögen, aus einer Fehlstellung, aber auch aus allgemeinem Altersverfall. Deshalb hat jeder Mensch mit zunehmendem Alter ganz automatisch eine »Arthrose«. Es kommt jedoch darauf an, ob und wann die altersbedingten Abnutzungserscheinungen so stark werden, daß sie die Funktion des Gelenks beeinträchtigen oder zu schmerzhaften Zuständen führen, zum Beispiel zur Entzündung und damit zur Arthritis. Andererseits können aus einem ursprünglich entzündlichen Zustand, einer Arthritis, später degenerative Zustände entstehen, also eine Arthrose.
Jedes Gelenk kann befallen werden. Etwa in der Reihenfolge der Häufigkeit, in der sie erkranken – die Reihenfolge ändert sich nach Klimazonen, Stadt- oder Landleben und anderen Kriterien –, sind das: Kniegelenke, Hüftgelenke, Fuß- und Zehengelenke,

Hand- und Fingergelenke, Ellenbogengelenke, Schultergelenke. Weil die Ursachen der rheumatischen Erkrankungen bis jetzt noch im Nebel vieler Theorien verborgen sind, beschränkt sich die Behandlung notgedrungen auf deren Folgen. Es geht darum, eine fortschreitende Verschlechterung des Zustandes zu verlangsamen, die Schmerzen zu mildern und möglichst lange die Funktion des befallenen Gelenks zu erhalten.
Die Behandlung war früher fast ausschließlich ein Gebiet der inneren Medizin. Rheumatologen ersannen immer neue Bäderanwendungen, Schlammpackungen, Einreibungen, Massagetechniken und natürlich Medikamente.
Doch jetzt übernimmt die Chirurgie einen ständig wachsenden Anteil daran. Heute werden an den Gelenken weitaus mehr orthopädische Operationen ausgeführt als noch vor wenigen Jahren. Die Gründe dafür sind verbesserte Narkose und Operationstechniken wie auch die Tatsache, daß es mehr ältere Menschen mit erhöhter Lebenserwartung gibt – daß also immer mehr Menschen mit abgenutzten, kaum noch funktionsfähigen und stark schmerzenden Gelenken so versorgt werden müssen, daß sie für eine weitere Reihe von Jahren noch relativ beschwerdefrei leben können.
Die Operation rheumatisch erkrankter Gelenke, um bei dem unklaren, aber verständlichen Begriff zu bleiben, bedeutet natürlich meist nur eine zeitlich begrenzte Schadensbehebung. Die Krankheitsursache bleibt fast immer bestehen und bewirkt früher oder später wieder ein ähnliches Krankheitsbild.
Zwei Zielrichtungen können vom Chirurgen verfolgt werden: Entweder versteift er operativ das befallene Gelenk, so daß dieses Gelenk zwar für immer die Funktion verliert, aber immerhin von nun an so gut wie schmerzfrei ist, oder aber der Chirurg ersetzt Teile des erkrankten Gelenks oder sogar das ganze Gelenk durch künstliche Gelenke.
Die operative Versteifung eines Gelenks ist für jeden Arzt eine recht unbefriedigende Maßnahme, noch unbefriedigender ist sie für den Patienten.

Denken wir an den häufigsten Fall einer Gelenkerkrankung, an die Gonarthrose, die krankhafte Veränderung des Kniegelenks. Weil künstliche Kniegelenke bisher noch zu viele Probleme aufwerfen, wird der Chirurg in schweren Fällen an eine Versteifung des Kniegelenks denken müssen. Aber eine Gonarthrose tritt nicht selten früher oder später beidseitig auf – und der Patient sieht sich eines Tages vor der Situation, daß nun womöglich auch sein zweites Knie versteift werden muß.

Es ist verständlich, daß bereits ganze Generationen von Chirurgen den Traum vom Ersatz des erkrankten Gelenks träumten. Bei den allgemeinen Fortschritten der Transplantationschirurgie, die zum Einpflanzen einer neuen Hornhaut, einer Niere oder sogar eines Herzens geführt hat, scheint das auf den ersten Blick auch kein allzu gewagter Traum gewesen zu sein.

Es wurden Operationen unternommen, in denen das erkrankte Gelenk entfernt und das Gelenk eines Verstorbenen dafür eingesetzt wurde. Diese Operationen brachten jedoch keine ermutigenden Ergebnisse. Denn jedes Gelenk ist ein höchst komplizierter Apparat, der mehr ist als nur eine mechanische Funktionseinheit zur Sicherung der Beweglichkeit. Die Befestigung des eingesetzten, von einem Spender übertragenen Gelenks bereitete erhebliche Schwierigkeiten wie die Versorgung des Ersatzgelenks mit Nerven und Blutgefäßen. Das Ersatzgelenk wurde abgestoßen oder zerbrach. Es entstanden manchmal krankhafte Zustände, die schlimmer waren als die Zustände vor der Operation.

Die bessere Lösung suchte man deshalb durch das Einsetzen künstlicher Gelenke. Man formte sie aus Elfenbein, Bakelit, Plexiglas, Metallegierungen und den verschiedensten Kunststoffen.

Und zwar ging es dabei fast ausschließlich um Nachbildungen des größten und für die körperliche Haltung und Beweglichkeit sicherlich wichtigsten Gelenks: um das Hüftgelenk.

Ein Teil des Beckenknochens bildet die von Knorpel überzogene Gelenkpfanne des Hüftgelenks, der mit Knorpel überzogene Kopf des Oberschenkelknochens wiederum bildet die in der Pfanne eingebettete Gelenkkugel.

Bei einer Arthritis oder Arthrose wird in der Regel zuerst die Gelenkkugel angegriffen und zerstört. Diese Gelenkkugel wurde künstlich nachgebildet und an Stelle der erkrankten Gelenkkugel an dem Oberschenkelknochen befestigt und in die Gelenkpfanne eingepaßt.
Bei der Konstruktion immer besser geeigneter Gelenkköpfe arbeiteten die Chirurgen eng mit Ingenieuren, Statikern, Metallurgen, Chemikern und Physikern zusammen.
Es gab dabei zwei besonders große Probleme zu lösen. Einmal mußte der Gelenkkopf möglichst verschleißsicher gegen Reibung sein, denn bei jeder Bewegung entsteht zwischen Pfanne und Kopf des Gelenks eine Reibung. Zum anderen mußte der Gelenkkopf im oder am Oberschenkelhals so sicher befestigt sein, daß sich das Kunstgelenk nicht lösen oder herausbrechen konnte.
Dutzende von Operationsmethoden wurden propagiert, nur einige wenige blieben übrig. Sie sind in der Theorie allerdings so überzeugend und einleuchtend, daß viele Chirurgen der Ansicht sind, jeden erkrankten Gelenkkopf nun auf einfache Art und Weise durch ein fast vollwertiges Kunstgelenk ersetzen zu können.
Diese Begeisterung verleitete manche Chirurgen dazu, etwas zu rasch und etwas zu unvorsichtig zu operieren. Die »partielle Alloarthroplastik«, wie der Einsatz des künstlichen Gelenkkopfes und Schenkelhalses genannt wird, ist nämlich immer noch problematisch. Problematischer sogar als die »Totalplastik«, nämlich der Einsatz eines Gelenkkopfes samt der dazugehörigen Gelenkpfanne im Becken.
Bereits 1969 warnte Prof. A. N. Witt in seiner Antrittsvorlesung an der Universität München: »Der Ersatz des Hüftkopfes und Schenkelhalses ist heute eine häufige Operation. Die Technik ist einfach, und man könnte fast sagen verführerisch. Und gerade deshalb ist diese Operation problematisch und verlangt unsere strengste Indikation. Die Primärerfolge sind in den meisten Fällen hervorragend. Wir Orthopäden sehen aber auch zahlreiche Mißerfolge und können sehr wohl bei kritischer Nachprüfung er-

kennen, woran es liegt, daß der Früherfolg nicht anhalten konnte. Bei der partiellen Alloarthroplastik geht es nicht so sehr darum, daß man eine Indikation hat, sondern daß man vor allem die Gegenindikation genau kennt. Ich stehe nicht an zu sagen, daß die Mißerfolge bei der ›einfachen‹ partiellen Plastik prozentual höher liegen als bei der ›schwierigen‹ Totalplastik. Das Problem ist hier aber auch, daß die partielle Plastik, die scheinbar so einfach ist, eine weitverbreitete Operation wurde. Das ist eine Entwicklung, die im Interesse unserer Patienten abgelehnt werden muß. Die Alloarthroplastik soll nur in Kliniken durchgeführt werden, in denen neben der Ausstattung des Operationstraktes und der Nachbehandlung große ärztliche Erfahrung vorhanden ist.«

Sicherlich hätte man gerne schon von Anfang an lieber eine Totalplastik eingesetzt, denn selten findet man das Krankheitsbild eines zerstörten Gelenkkopfes in einer völlig gesunden Gelenkpfanne. Es war abzusehen, wann auch die Pfanne alters- oder krankheitsbedingte Funktionsschwächen zeigen und einen Ersatz notwendig machen würde.

Dieses Ersetzen von Kopf und Pfanne des Gelenks war aber zunächst aus einem bestimmten Grund so gut wie immer zum baldigen Scheitern verurteilt: Es fehlte an einer Methode, eine wirklich dauerhafte Verbindung zwischen künstlicher Pfanne und Becken herzustellen. Die Pfanne hat schließlich einen sehr hohen Druck auszuhalten.

Im Jahre 1964 benutzte der britische Chirurg Charnley erstmals eine sich erhärtende Kunststoffmasse (Methylmetakrylat), die man als Knochenzement bezeichnete. Die Kunstpfanne wird seitdem in diesen Knochenzement am Beckenknochen eingelassen. Der Zement verbindet sich völlig mit dem Knochen und auch mit der künstlichen Pfanne.

Wieder eine chirurgische Lösung, die verführerisch erscheint. Ist das Hüftgelenk zerstört, dann zementiert man eben ein neues ein, das beispielsweise aus einer Kobalt-Chrom-Molybdän-Legierung bestehen kann.

Aber auch hier ist zur Vorsicht zu mahnen. Zwei der möglichen Komplikationen müssen näher betrachtet werden: Embolie und Infektion.

Die Gefahren der Embolie und Infektion sind sicherlich bei jedem operativen Eingriff gegeben. Im Falle der Hüfttotalplastik sind diese Gefahren jedoch stark erhöht. Patienten, die an einer krankhaften Degeneration des Hüftgelenks (Koxarthrose) leiden, leiden aus bestimmten Gründen oft auch an Fettleibigkeit und Krampfadern. Diese Faktoren machen den Patienten zum Risikopatienten, was eine Embolie – den Verschluß eines Blutgefäßes durch einen Pfropf – anbelangt.

Die Infektion dagegen ist bei jedem Patienten zu befürchten, bei dem Fremdkörper operativ in den Organismus eingebracht werden. Deshalb dürfen die Totalplastiken ebenso wie die Teilplastiken nur unter der Beachtung der allerstrengsten Keimfreiheit vorgenommen werden. »Die Infektion wirkt sich wie bei kaum einem Eingriff so katastrophal aus wie bei der Totalplastik« (Prof. K. Bätzner, Freiburg). Die erforderliche strengste Asepsis wird eigentlich nur in besonderen Operationskammern gewährleistet, die nur an größeren Kliniken vorhanden sind.

Außerdem muß sich der Chirurg bei solchen Eingriffen auf die Mitarbeit eines eingespielten, erfahrenen Teams verlassen können. Unter solchen Voraussetzungen ist dann die Hüft-Totalplastik eine bedeutende Hilfe für ältere Patienten, deren Geh- und Bewegungsfähigkeit auf diese Weise meist bis an das Lebensende hinreichend erhalten bleiben kann.

Es gibt sogar Ersatzteile für die Ersatzteile: Man kann künstliche Gelenkköpfe aus Plastik wählen, die nach einem eventuellen Verschleiß abgeschraubt und durch einen neuen Plastikkopf ersetzt werden können.

Der Gedanke, Operationen an rheumatisch erkrankten Gelenken durch so lächerlich einfache Methoden wie das Einstechen einer Akupunkturnadel oder die Injektion eines neuraltherapeutischen Mittels vermeiden zu wollen, hat auf den ersten Blick etwas Absurdes.

Wer einmal gesehen hat, welche irreparablen Zerstörungen eine Arthrose hervorrufen kann, wird auch bei grundsätzlichem Verständnis für Methoden wie die Akupunktur oder die Neuraltherapie diesen Gedanken ablehnen.

Die Grenzen der Glaubwürdigkeit scheinen erreicht zu sein.

Um es vorweg zu sagen: Selbstverständlich gibt es wohl keinen Akupunkteur, Neural- oder Ozontherapeuten, der jemals behauptet hat, mit seinen Methoden könnte man auch nur einen einzigen Knochen oder Knorpel wie durch Zauberei wieder in den ursprünglichen, gesunden Zustand zurückversetzen.

Die Überlegungen gehen von anderen Voraussetzungen aus. Der Patient kann das rheumatisch erkrankte Gelenk nicht mehr bewegen oder belasten, weil die Gelenkknorpel versagen. Jene Knorpel, die jeden Gelenkknochen dort überziehen, wo das Gelenkscharnier vorhanden sein muß. Die Knorpel bilden die Gleitlager.

Wenn die Gelenkschmiere nicht mehr zwischen die Knorpel gebracht wird, kommt es zu Reibungen, Entzündungen, zu Veränderungen. Und noch einen Grund gibt es für den Funktionsausfall der Knorpel: Sie altern, verhärten, degenerieren bei mangelhafter oder fehlender Versorgung.

Die Ernährung erfolgt nicht wie gewöhnlich über den Blutkreislauf, keine Ader versorgt die Knorpel. Das Knorpelgewebe wird vielmehr wie von einer Amme gefüttert. Diese Nährmutter ist die Gelenkkapsel, von der die Gelenkknorpel umschlossen sind. In der Gelenkkapsel wird nicht nur die Gelenkschmiere produziert und abgegeben, in der Gelenkkapsel findet auch die Ernährung der Knorpel durch »Diffusion« statt.

Wenn man die Funktion der Gelenkknorpel und damit die Funktion des Gelenks erhalten will, muß man sich also um die Gelenkkapsel kümmern, die die wirklich »reibungslose Ernährung« des Knorpels allein ermöglicht.

Eine störungsfreie Durchblutung der Gelenkkapsel ist entscheidend. Ist sie nicht gesichert, ist eine Degeneration des dazugehörigen Gelenks die absehbare Folge.

Die Verbindung von Gelenkerkrankung und Krampfadern wurde schon erwähnt. Krampfadern sind auf Durchblutungsstörung der Venen zurückzuführen, es handelt sich also in beiden Fällen eigentlich um das gleiche.
Man könnte fast Parallelen ziehen zwischen den Durchblutungsstörungen der Arterien und den rheumatisch bedingten Gelenkerkrankungen. Bei den Durchblutungsstörungen der Arterien sind entzündliche (Thrombangiitis) und degenerative (Arteriosklerose) Prozesse beteiligt, bei den Gelenken sind es die entzündlichen (Arthritis) und die degenerativen (Arthrose) Prozesse, die letzten Endes ebenso wie die Durchblutungsstörungen der Arterien stoffwechselbedingt sind.
Und wenn man sich nun erinnert, daß Durchblutungsstörungen der Gliedmaßen durch Fehler des für die Regulation verantwortlichen vegetativen Nervensystems verursacht werden können, dann ist der Hinweis auf neuraltherapeutische Maßnahmen nicht mehr so abwegig.
Die Neuraltherapie ist nur der eine große Regulator des Vegetativums. Der zweite große Regulator ist die erheblich ältere Schwester der Neuraltherapie, die Akupunktur.
Keine andere Methode zur Erzielung der berühmten »umstimmenden Reize« besitzt ein derart breites Anwendungsgebiet wie die Akupunktur.
Deshalb ist die Akupunktur auch hier von außerordentlichem Wert. Wie immer auch das Einstechen der Akupunkturnadeln längs der angenommenen Energiebahnen das bioelektrische Potential verändern mag, wie immer das veränderte bioelektrische Potential dem Vegetativum zur ausgeglichenen Tätigkeit verhelfen und damit die vom Vegetativum gesteuerte Durchblutung normalisieren mag – es ist ein durch die Erfahrung erwiesenes Phänomen, daß Akupunktur auch bedeutende rheumatische Gelenkbeschwerden beseitigen kann.
Die Erfahrungen haben allerdings auch die Stärken und Schwächen gezeigt.
So spricht die Hüftgelenkerkrankung weniger gut auf Akupunktur

an, während die Erkrankungen der Kniegelenke zu den Domänen der Akupunktur zählen.
Die besten Resultate verspricht immer die jeweils am Einzelfall orientierte Kombination von Neuraltherapie und Akupunktur.
Mit rechtzeitiger Anwendung der Methoden kann der Fortschritt einer Arthrose gebremst oder sogar aufgehalten werden.
Mehr noch, Neuraltherapie und Akupunktur vermögen selbst in operationsreifen Fällen von Hüftgelenkarthrosen bisweilen so rasch zu helfen, daß die Operation auf absehbare Zeit entfallen kann.
Die Blockade der schmerzenden Nerven im Hüftgebiet durch neuraltherapeutische Injektionen löst Verspannungen und Fehlhaltungen, die ebenfalls Grund für eine Veränderung der Gelenke sein können.
Besonders bei jüngeren Patienten, denen eigentlich eine Hüftplastik droht, sollte unbedingt der Versuch unternommen werden, die gerade für junge Patienten problematische Operation zumindest hinauszuschieben.
Ein Arzt unserer Praxis erhielt die Gelegenheit, an einer Klinik, die führend auf dem Gebiet der Hüftplastik ist, bei drei jüngeren Patienten die besonders entwickelten Methoden der kombinierten Neuraltherapie und Akupunktur anzuwenden.
Alle drei Patienten waren bereits für plastische Operationen vorgesehen. Ein Patient konnte bereits am Tage nach der ersten Behandlung nach der kombinierten Methode nach Hause geschickt werden, auch bei den anderen beiden Patienten erwies sich eine Operation danach zumindest als zur Zeit überflüssig.
Die wiedererlangte Schmerz- und Bewegungsfreiheit hat selbstverständlich zu keiner »Heilung« geführt, das Röntgenbild zeigt einen so schlechten Zustand wie zuvor. Durch eine weitere laufende Verbesserung der Verhältnisse von Nerven- und Blutgefäßen im gesamten Organismus kann jedoch nun versucht werden, die Krankheit auf dem status quo zu halten oder nur noch eine stark verlangsamte Verschlechterung zuzulassen.
Wie bei allen Vorgängen, an denen das vegetative Nervensystem

beteiligt ist, kann niemals ausgeschlossen werden, daß der eigentliche Verursacher einer Störung sich nicht am Ort der Erkrankung befindet, sondern ganz woanders an einer völlig unauffälligen und scheinbar beschwerdefreien Stelle des Körpers.
Als Beispiel kann der Fall einer zweiundsiebzigjährigen Offizierswitwe dienen, Frau Senta G. aus Berlin:

»Zu meiner Krankheit kann ich nur sagen, daß ich an und für sich nicht mehr damit gerechnet habe, wieder gehen zu können. Ich habe mich ja mit meiner rechten Hüfte schon Jahre herumgeplagt und war immer wieder in einem Rheumabad und habe immer wieder Tabletten verschrieben bekommen.
Als ich es vor Schmerzen nicht mehr aushielt und kaum noch laufen konnte, gab es eigentlich nur noch die Lösung mit der Operation. Aber die Ärzte stellten fest, daß meine Knochen wohl doch schon ein bißchen zu alt sind für so was und mein Herz nicht recht mitmachen würde. Ich war ziemlich verzweifelt, und da sind meine Enkelkinder gekommen und haben mich einfach in den Wagen gepackt, und ab nach München.
Hier bekam ich ein paar Injektionen, hauptsächlich seitlich in die rechte Hüfte. Das brachte eine große Erleichterung, ich konnte danach plötzlich wieder die Beine übereinanderschlagen und mich bücken, was schon lange nicht mehr möglich gewesen war. Ich war schon sehr dankbar dafür, obgleich ich, ehrlich gesagt, immer noch beim Gehen und bei stärkeren Bewegungen in der Hüfte einige Schmerzen spürte.
Das sollte auch noch weggebracht werden. Beim nächstenmal wurde allerhand geprüft, ich bekam wieder mehrere Spritzen, eine an einer alten Narbe und dann an einem Zahn und schließlich, was mir nicht so besonders angenehm war, auch in die alten Narben von meiner Mandeloperation, an die ich überhaupt nicht mehr gedacht hatte.
Als ich die Injektion in die rechte Mandelnarbe gespritzt bekam, da ging es bei mir durch und durch. Die Schmerzen waren jetzt weg. Seitdem kann ich mich wieder bewegen. Ich kann keine

weiten Wege gehen und große Sprünge machen, aber für mich ist das trotzdem jetzt ein Gefühl, als wäre ich im Paradies.«

Es gehört zu den Erfahrungen der Neuraltherapie, daß oft die rechte Mandelnarbe die Fernstörungen auf der rechten Körperhälfte beseitigt und die linke Mandelnarbe die auf der linken. Zu einem Gesetz läßt sich das jedoch nicht erheben.

Bei den Kniearthrosen, die oft auch als Folgeerscheinung nach Hüftarthrosen auftreten, hat sich die Akupunktur mehr als die Neuraltherapie bewährt. Diese »Gonarthrosis« bietet, wie der für den europäischen Raum nun einmal immer wieder zu nennende Wiener Chirurg Dr. Johannes Bischko schreibt, »sehr große Chancen, auch bei chronischen und therapieresistenten Fällen, und stellt meiner Meinung nach das Hauptindikationsgebiet der Gelenksbehandlungen mittels Akupunktur dar«.

Zu den unklaren Ursachen einer Arthritis oder Arthrose kommt oft noch eine andere Schwierigkeit hinzu, mit der ein Arzt zu rechnen hat: die unklaren Beschwerden.

So lief ein Patient von einem Arzt zum nächsten, von einer Klinik in die andere, weil ihm sein linkes Kniegelenk ungemein weh tat.

Nach zahlreichen Untersuchungen, Röntgenaufnahmen, Punktionen, nach noch zahlreicheren Behandlungsversuchen mit Massagen, Einreibungen, Bädern bis zur Einnahme einer hohen Dosis nicht unproblematischer Medikamente besaß er schließlich immer noch die gleichen starken Schmerzen im Knie. Zusätzlich besaß er jetzt eine Auswahl verschiedener Diagnosen.

Mit diesen Diagnosen unter dem Arm kam er zu einem sehr bekannten Orthopäden, der das Knie von allen Seiten betrachtete und dann sagte: »Machen wir doch einfach mal auf und sehen nach, was da los ist.«

Diese Operation gehört zu der Gruppe von chirurgischen Eingriffen, die in fast jedem Land oder sogar in fast jeder Klinik nach anderen Gesichtspunkten durchgeführt werden. Es gibt Chirurgen, die lange zögern, ehe sie sich zu einer Operation entschließen, die zumindest primär nur der Untersuchung dient. Andere wiederum sehen solch eine Operation als schnellste, sicherste und damit beste Methode an, eine Diagnose zu stellen und möglichst gleichzeitig auch die gefundene Erkrankung zu beseitigen.

Wie oft die Operation sich hinterher als vermeidbar herausstellt, wird in keiner chirurgischen Statistik festgehalten.

Die von dem berühmten Orthopäden vorgeschlagene Knieoperation war jedenfalls nicht notwendig, denn der Patient fand vorher noch den Weg zu einem Arzt, der nicht auf eine Erkrankung aus dem rheumatischen Formenkreis tippte, sondern an eine arterielle Durchblutungsstörung dachte und den Patienten ozontherapeutisch behandelte.

Nach der ersten Injektion mit Ozon-Sauerstoff-Gemisch litt der Patient sofort wieder verstärkt unter den Knieschmerzen. Trotzdem erschien er drei Tage darauf zur zweiten Injektion. Diese zweite Injektion wirkte befreiend, das Ozon-Sauerstoff-Gemisch drang durch die verengte Arterie im Knie und brachte Erleichterung.

Nach drei weiteren Ozonbehandlungen waren die Knieschmerzen verschwunden, und sie meldeten sich seitdem (zwei Jahre) nicht wieder.

Vor einer bestimmten Knieoperation, die ebenfalls in manchen Kliniken mehr nach Gefühl als aus unbedingter Notwendigkeit durchgeführt wird, muß gewarnt werden: vor der Meniskus-Operation.

Dieser für das Kniegelenk ungemein wichtige Knorpel sollte nicht immer schon dann wegoperiert werden, wenn der Patient klagt, öfters Beschwerden mit dem Meniskus zu haben.

Eine an der Leeds-Universität in England auf drei Jahre angesetzte Untersuchung dieses Problems hat bereits nach den ersten 18 Monaten so bedeutende Ergebnisse gebracht, daß ein Sprecher der Universität sich veranlaßt sah, auf die Gefahren der Meniskus-Operation hinzuweisen. Sie wurde als »häufig unnötig« bezeichnet. Sie solle vermieden werden, weil sie eine Arthritis zur Folge haben könne. Die Bedeutung des Meniskus wurde betont. Erst im Laufe dieser von Dr. Bahaa Seedhom geleiteten Untersuchung wurde die genaue Last gemessen, die vom Meniskus übernommen wird. Es ist mehr als die Hälfte, fast Dreiviertel der gesamten Last, die das Bein zu tragen hat.

Eine andere Operation, die am Gelenk durchgeführt wird, nicht immer notwendig ist und gewiß zu Folgeschäden führen kann, ist die als besonders einfach und wirksam gepriesene Synovektomie.

An der Innenseite der Gelenkkapsel befindet sich eine Membranschicht, die Synovialis. Hier wird die Gelenkschmiere hergestellt und verteilt. Wenn die Zusammensetzung der Gelenkschmiere krankhaft verändert ist, kommt es zur Schädigung der Gelenkknorpel. Die Synovialis verwächst bisweilen auch mit der Oberfläche der Gelenkknorpel und verursacht somit eine Knorpeldestruktion.

Ein Versagen dieser Synovialis steht fast immer in Verbindung mit der primär chronischen Polyarthritis, kurz »pcP« genannt.

Auf den ersten Blick erscheint in solchen Fällen eine Entfernung der Synovialis als vernünftige Maßnahme, da sie nur noch eine krankmachende Flüssigkeit produziert und damit zur äußerst schmerzhaften und unangenehmen pcP beiträgt.

Von allen rheumatischen Erkrankungen ist die primär chronische Polyarthritis vielleicht diejenige, die heute von der Medizin noch am wenigsten erforscht ist.

Es soll sich um eine Erkrankung handeln, die in bestimmten Familien, wohl wegen stärkerer Veranlagung dazu, gehäuft vorkommt. Hauptsächlich Frauen werden davon betroffen, und sie tritt meist erst in der zweiten Lebenshälfte auf. Müdigkeit, Untertemperatur, Appetitlosigkeit, Schwitzen bei gleichzeitigem Kältegefühl in den Fingern, allgemeine Steifigkeit am Morgen und schließlich das Auftreten von Schmerzen in den kleinen Gelenken der Finger oder Zehen sind die deutlichsten Anzeichen für diese rheumatische Erkrankung.

Man kann damit uralt werden. Nur wird man auch normalerweise mit ständigen Schmerzen und je nach Verlauf mit einer milden oder starken Beeinträchtigung der Gelenkfunktion rechnen müssen. Die Gelenke schwellen an und verkrümmen sich mit der Zeit.

Bei etwa zehn Prozent der Patienten kommt es zu schweren Verkrüppelungen mit absoluter Pflegebedürftigkeit, allerdings oft erst im Laufe von vielen Jahren. Denn die Erkrankung schreitet zwar fort, aber in nicht voraussehbaren Schüben oder nur langsam schleichend.

Mit einer Reihe konservativer Methoden versucht man, auf die pcP Einfluß zu nehmen. Es bleibt jedoch meist beim Versuch. Wärme tut wohl, Schlammpackungen, Fango, Massagen, auch Bewegungsübungen unter Beachtung gewisser Vorsichtsmaßregeln und antirheumatische Medikamente werden eingesetzt.

Beliebt ist eine Basistherapie mit Gold. Gold wird in Verdünnung geschluckt oder injiziert. Die möglichen Nebenwirkungen sind Haut- und Schleimhautveränderungen und Haarausfall. Eine deutliche Hilfe bringt die Goldtherapie nur in Ausnahmefällen.

Wenn nun festgestellt wurde, daß die Innenschicht der Gelenkkapsel – die Synovialis – an der pcP beteiligt ist, indem sie beispielsweise eine krankhaft veränderte Gelenkschmiere herstellt, hat der Gedanke an eine operative Entfernung der Synovialis etwas Bestechendes.

Diese operative Entfernung heißt Synovektomie und wird relativ häufig ausgeführt. Nur ist das Ergebnis einer Synovektomie selten das Verschwinden aller Beschwerden der primär chronischen Polyarthritis.

Zusätzlich bedeutet das Ergebnis einer Synovektomie für das betroffene Gebiet einen bleibenden Ausfall der Gelenkschmiere und eine gestörte Ernährung der Knorpel. Der Chirurg mag sagen, daß dieser Zustand immerhin eine Besserung darstelle, denn vor der Operation hätte das Gelenk eine krankmachende Gelenkschmiere und eine falsche Ernährung von der gestörten Synovialis erhalten.

Das ärztliche Behandlungsziel sollte jedoch zuerst die Gesundung des erkrankten Gebietes sein und erst zuletzt, wenn keine noch so geringe Hoffnung für diese Gesundung besteht, dessen Entfernung.

Solange es also noch eine Möglichkeit gibt, der gestörten Synovialis zur normalen Tätigkeit zu verhelfen, muß die Möglichkeit genutzt werden. Eine zu rasche Entfernung der Synovialis grenzt an Unverantwortlichkeit gegenüber dem Patienten.

Zu den gegebenen Möglichkeiten, die funktionell fehlgesteuerte Synovialis wieder zu normalisieren und damit die pcP günstig zu beeinflussen, zählt aus Erfahrung unzweifelhaft die Behandlung mit ozonisiertem Eigenblut.

Sie hat in vielen Fällen die Schmerzzustände beseitigt und die eingeschränkte Beweglichkeit der befallenen Gelenke wiederhergestellt. Wenn die Gelenkknorpel bereits angegriffen waren, konnte natürlich keine vollständige Gesundung erreicht werden.

Aber eine Beschwerdefreiheit und der Einhalt einer sonst unaufhaltsam fortschreitenden schweren Erkrankung sind Ergebnisse, für die jeder an pcP leidende Patient dankbar sein würde.

Die Eigenblutbehandlung ist einfach. Dem Patienten werden wenige Kubikzentimeter Blut aus der Armvene entnommen, mit Ozon-Sauerstoff-Gemisch verschüttelt, bis es hellrot schäumt, dann wird das ozonisierte Eigenblut intramuskulär eingespritzt.

Das ozonisierte Eigenblut überwindet anscheinend an der Gelenkkapsel bestehende Stoffwechselstörungen, die sich in den Fehlreaktionen der Synovialis auswirken können.

Diese von Nebenwirkungen freie und zu keinen Folgeschäden führende Therapie ist als erster Versuch unbedingt einer operativen Entfernung der wichtigen Synovialis vorzuziehen, mit der eigentlich kaum etwas anderes als die Änderung des Krankheitsbildes erreicht wird.

Schließlich soll noch auf eine weitere vermeidbare Operation im Gebiet der Gelenke hingewiesen werden. Auch sie ist natürlich nicht immer vermeidbar, aber in vielen Fällen können unblutigere und gewiß harmlosere Methoden helfen, wenn es um den »Tennis-Ellenbogen« geht.

Nur selten bekommt ein Patient den Tennisarm durch das Tennisspiel, der stechende Schmerz am Ellenbogen kann auch aus anderen Gründen entstehen. Was da eigentlich sticht und schmerzt, das liegt noch im Bereich des medizinischen Rätselratens: Man nimmt eine Erkrankung der Knochenhaut durch Muskelzug an, aber auch degenerative Sehnenveränderungen. Man denkt an die Entzündung einer zur Gelenkkapsel führenden Abzweigung jenes Nervs, auf den wir beim Aufstoßen des Ellenbogens bisweilen treffen und bei dem wir dann »alle Engel im Himmel singen hören«. Aber auch ein Bänderriß wird für den Schmerz verantwortlich gemacht.

Es gibt übrigens nicht nur den »Tennis-Ellenbogen«, es gibt auch die »Tennis-Speiche«. Nämlich die gleichen schmerzhaften Reizzustände, nur eben nicht an der Außenkante des Ellenbogens, sondern innen, wo die Speiche am Gelenk endet.

Wenn konservative Behandlungen der Schmerzen ohne Wirkung bleiben und sich keinerlei Besserung durch Salben, Wärme, Ultraschall oder Medikamente erreichen läßt, dann wird operiert.

Man solle sogar nicht erst lange konservativ behandeln, sondern lieber früher operieren, wurde von einer Universitätsklinik gefordert. Man hat dort gute Erfahrungen gemacht mit einer Einkerbung bestimmter Muskelanfänge am Gelenk und mit leichten Ablösungen der Muskel vom Knochen.

Die meisten Operationstechniken beim Tennis-Ellenbogen (Epicondylitis humeri) zielen darauf ab, durch Entspannen des kurzen Streckmuskels am Ellenbogen Schmerzfreiheit zu schaffen.

Weil es so zahlreiche Ansichten darüber gibt, was bei dem Tennis-Ellenbogen überhaupt erkrankt ist, gibt es dementsprechend viele Operationsmethoden. Da wird die Sehne abgelöst oder ein Nerv durchschnitten, oder die Spitze des Gelenkkopfes wird abgeschlagen, um einige der Methoden zu nennen.

Die Schmerzfreiheit sollte man besser durch weniger dramatische Maßnahmen zu erreichen suchen. Dazu bietet sich wiederum das ozonisierte Eigenblut an und je nach Fall die Anwendung von Neuraltherapie und Akupunktur.

Nicht selten ist der Tennis-Ellenbogen auch nichts von alledem, was bisher aufgezählt wurde, also keine echte Epicondylitis humeri. Der Schmerz ist vielmehr ein ausstrahlender Schmerz, der seinen Ursprung an der Halswirbelsäule haben kann. Verspannungen am fünften und am siebenten Halswirbel senden bisweilen Schmerzen in die Arme aus, weitergeleitet über die Nerven, die von diesen Wirbeln in die Arme abgehen.

Chirotherapie und Neuraltherapie können hier Abhilfe schaffen. Die oft spontan erzielten Erfolge machen diese Methoden zu absolut überlegenen Therapien.

Der Schluß dieses Kapitels gilt einem besonders betrüblichen Gebiet.

Von Jahr zu Jahr steigt die Zahl der Operationen am Bewegungsapparat des Menschen. Besonders steigt die Zahl der Operationen, die erst durch die Medizin notwendig geworden sind.

Patienten werden operiert nicht wegen der rheumatischen Erkrankung, sondern wegen der Behandlung ihrer rheumatischen Erkrankung.

Zu den antirheumatischen Medikamenten gehören nämlich in besorgniserregendem Ausmaß die Cortisonpräparate. So ungemein wertvoll der Einsatz dieses stark entzündungsshemmend und schmerzbefreiend wirkenden Medikaments im Notfall ist, so gefährlich kann es sich bei längerem Einnehmen erweisen.

Cortison heilt nicht. Cortison verdrängt die Symptome, aber meist nur für die Zeit der Einnahme. So wie ein Korken nur unter Wasser bleibt, solange man ihn unter Wasser drückt. Setzt man das Cortison ab, taucht normalerweise die Krankheit wieder auf.

Man versucht deshalb, durch ein »Ausschleichen«, also durch vorsichtiges Verringern der täglichen Cortisonmenge, die Krankheit zu überlisten und deren Rückkehr zu vermeiden. Ein Versuch, der leider nur selten glückt.

Deswegen wird die Dauermedikamentierung häufig als Lösung angesehen, die wirklich verführerisch ist: Solange das Cortisonpräparat genommen wird, sind die Beschwerden der bekämpften Krankheit nicht zu spüren.

Wenn die erschreckenden Nebenwirkungen des Cortisons und seiner Abkömmlinge, der sogenannten Steroide, sich bemerkbar machen, ist es oft zu spät. Denn der unter Steroidmedikamenten stehende Patient fühlt ja keine Schmerzen, die ihn warnen könnten.

Eine kleine Auswahl aus der Liste der durch Dauereinnahme von Steroiden möglichen Erkrankungen: Magengeschwüre, Bauchspeicheldrüsenentzündungen, Diabetes, Nierensteine, Infektionen, Cushing-Syndrom (das aufgedunsene Gesicht des verstorbenen französischen Staatspräsidenten Pompidou, der in der letzten Lebenszeit hohe Cortisongaben erhielt, zeigte das Cushing-Syndrom sehr deutlich), Hautblutungen, Muskelerkrankungen und Psychosen.

Die stärksten Auswirkungen einer dauernden Steroideinnahme zeigen sich aber in Veränderungen des Skelettsystems. Besonders Patienten, die wegen Asthma bronchiale oder Schuppenflechte lange Zeit Cortisonpräparate einnehmen, können auf diese Weise geschädigt werden.

Die Knochen werden porös, brüchig, verlieren an Stabilität. Ein Stolpern genügt, um sich ein Bein zu brechen. Orthopädische Operationen, die durchgeführt werden, scheitern bisweilen, weil Ersatzgelenke, Schrauben oder Platten keinen Halt an den brüchigen Knochen mehr finden.

Ein fünfundvierzigjähriger Patient erhielt in Heidelberg wegen einer Leberentzündung hohe Dosen eines Cortisonpräparats, obgleich dieses Medikament ihm keinerlei Besserung brachte. Die Ärzte verordneten die hohen Dosen weiterhin, bis sich das Knochengerüst des Patienten erweichte, Beschädigungen an der Wirbelsäule auftraten, sich ein Buckel bildete und damit die Körpergröße verringert wurde. Er erhielt 330 000 Mark Schadenersatz.

Wenn einmal alle Cortisongeschädigten ihre Schadenersatzansprüche stellen würden, wären Milliarden fällig.

Bei den seinerzeit durch Contergan entstandenen Schäden gab es eine ganz einfache Konsequenz: Das Mittel wurde aus dem Verkehr gezogen. Bei den Cortisonpräparaten dagegen wäre es verfehlt, denn diese Medikamente sind bis heute in manchen medizinischen Fällen durch nichts Gleichwertiges zu ersetzen.

Nur sollte man mit Cortisonpräparaten nicht wie mit Bonbons umgehen, sondern sie mit der Vorsicht behandeln, die gegenüber Dynamit am Platze ist.

Dann könnten wieder bei vielen Menschen Schmerzen und Leiden vermieden werden – und Operationen.

Schilddrüse

Zwischen zu viel und zu wenig

Das Mädchen mit dem Schwanenhals, mit feuchtglänzenden Augen und rasch wechselnden Stimmungen verdankt diese Merkmale sicherlich einem Fehler ihrer Schilddrüse: sie arbeitet zu stark.

Und der Gebirgsbauer mit dem Kropf und der mangelnden geistigen Regsamkeit verdankt seine Merkmale sicherlich ebenfalls einem Fehler seiner Schilddrüse: sie arbeitet zu schwach.

Der Unterschied zwischen der zu stark und zu schwach arbeitenden Schilddrüse kann in wenigen Milligramm Schilddrüsenhormon bestehen. Winzige Unter- oder Überschreitungen der normal benötigten Hormonmenge genügen bereits, um bedeutende Veränderungen im betroffenen Menschen hervorzurufen. Diese auf feinste Regulation der Hormonausschüttung angewiesene Schilddrüse ist deshalb mit einem äußerst komplizierten und dementsprechend anfälligen Steuerungsmechanismus ausgestattet.

Die Schilddrüse selbst ist einigermaßen übersichtlich gebaut. Ein schwammiges Drüsengewebe von drei bis vier Zentimeter Länge, das etwa dreißig Gramm wiegt und die Form eines Schmetterlings hat. Mit den beiden Flügeln liegt es unterhalb des Kehlkopfes an die Luftröhre geschmiegt. Hauptaufgabe der Schilddrüse ist es, das Hormon Thyroxin (T 4) und wohl auch das Hormon Trijodthyronin (T 3) zu bilden und in das Blut einzuschleusen.

Um zwei Gramm Hormon herzustellen, benötigt eine gesunde Schilddrüse etwa siebzig Jahre – ein ganzes Menschenleben. Die stetige Abgabe geringster Mengen genügt bereits, um das Tempo zu bestimmen, in dem der Stoffwechsel des Gesamtorganismus abläuft. Die Hormone sind das »Gaspedal für die Verbrennungsvorgänge im menschlichen Motor«, sie fördern oder hemmen die Oxydation, sie sind für den Cholesterinspiegel mitverantwortlich. Zusammen mit den kleinen Nebenschilddrüsen, die für den Mineralhaushalt im Organismus unentbehrlich sind, bestimmen die Hormone auch Wachstum und Reifung der Knochen.

Die gesunde Schilddrüse entscheidet allerdings nicht selbst darüber, ob Gas gegeben werden soll oder nicht. Sie führt nur Befehle aus. Eine Schilddrüsenüberfunktion oder -unterfunktion wird meist dadurch verursacht, daß die Schilddrüse falsche Befehle erhält. Deshalb muß erklärt werden, woher die Befehle zur Hormonproduktion eigentlich kommen.

Über 99 Prozent des Schilddrüsenhormons binden sich an das Eiweiß im Blut und zirkulieren mit ihm im Blutkreislauf. Lediglich ein kaum noch meßbarer Bruchteil des in winzigen Mengen ausgeschütteten Hormons übt als freies Thyroxin an jeder Zelle die Funktion der Stoffwechselanregung aus. Ein Nanogramm Thyroxin – der milliardste Teil eines Gramms – reicht bereits aus, um den Stoffwechsel im gesamten Organismus anzuheizen.

Das mit Hormon angereicherte Blut wird auch an zwei kleine Gebilde herangetragen, die miteinander zu einer Einheit verbunden und doch sehr verschieden sind: das Zentralnervengebiet Hypothalamus, das zum Zwischenhirn gehört, und die darunter befindliche, kirschkerngroße und nur ein halbes Gramm schwere Hypophyse, die Hirnanhangdrüse.

Diese beiden Gebilde prüfen das Blut auf den Gehalt an freiem Thyroxin, vergleichen den Gehalt mit dem bestehenden Bedarf und geben dann die entsprechenden Anregungen in Form von stimulierenden Hormonen an die Schilddrüse weiter: Der Befehl ist gegeben.

Weil die Einsicht in diese ferngesteuerte Hormonproduktion für das Verständnis aller Vorgänge entscheidend ist, die mit der Schilddrüse in Zusammenhang stehen, muß näher auf diesen etwas kompliziert erscheinenden Mechanismus eingegangen werden.

Im Hypothalamus befindet sich das nervöse Zentrum für eine Reihe wichtiger Vorgänge, die ständig automatisch reguliert werden müssen, ob der Mensch wach ist oder schläft. Dazu gehören unter anderem eben der Wach- und Schlafmechanismus, die Wärmeregulation, Blutdruck, Atmung, Fettstoffwechsel, Schweißsekretion und auch die Genitalfunktion.

Der Nervenknoten Hypothalamus informiert die mit ihm verbundene Hirnanhangdrüse über den aus der augenblicklichen Beanspruchung sich ergebenden Bedarf einer Stoffwechselbeschleunigung oder Stoffwechselsenkung. Die Hirnanhangdrüse, genauer gesagt nur der Vorderlappen dieser Hypophyse, errechnet aus dem vorhandenen Bestand an freiem Thyroxin im Blut und dem gemeldeten Bedarf die Stärke, mit der die Schilddrüse angeregt werden sollte. Sie bildet dementsprechend das Hormon TSH (Thyreo Stimulating Hormone) und schickt es zur Schilddrüse.

Der Hypophysenvorderlappen erledigt übrigens noch viele andere Aufgaben gleichzeitig, er sorgt beispielsweise für das Wachstumshormon, für die Steuerung der Geschlechtsdrüsenhormone und des Nebennierenrindenhormons.

Wenn das anregende TSH in der Schilddrüse ankommt, bildet die Schilddrüse mit Hilfe von jodhaltigem Schilddrüseneiweiß das angeforderte T_4 und T_3. Der Regelkreis ist geschlossen.

Ein erstaunlicher Regelkreis mit doppelter Rückkopplung und Kontrolle im Hypothalamus und im Hypophysenvorderlappen – ein für jeden Fachmann der Steuerungs- und Regeltechnik sicherlich interessanter Vorgang.

Aber nicht nur für diese Fachleute wird es einleuchtend sein, daß eine auf so feine, stets wechselnde Reize abgestimmte Hormonregulierung schon bei der geringsten Störung aus dem Gleichgewicht geraten und zu krankhaften Erscheinungen führen kann.

Beispielsweise bei dem in manchen Gebieten vorhandenen Jodmangel, etwa im Hochgebirge. Der Jodmangel bereitet der

Schilddrüse bei der Bildung des verlangten Hormons natürlich Schwierigkeiten, das Drüsengewebe arbeitet zu schwach. Um das auszugleichen, erhält die Schilddrüse von »oben« (Hypothalamus und Hypophysenvorderlappen) den Befehl, mehr Drüsengewebe zu bilden. Je schwächer das Drüsengewebe arbeitet, um so mehr Gewebe braucht man, damit die benötigte Menge Hormon trotzdem geliefert werden kann.

Das was die Schilddrüse mehr an Gewebe herstellt, ist nichts anderes als der Kropf. Eine Struma, wie der Mediziner es nennt.

Bei starkem Jodmangel nützt auch diese Hilfsmaßnahme des Körpers nichts mehr. Selbst ein großes Drüsengewebe, das kaum noch Leistung bringt, kann in solchen Fällen nicht mehr genügend Hormon herstellen. Deshalb verlangsamt sich der Stoffwechsel des Gesamtorganismus, obwohl von oben ständig das anregende TSH an die Schilddrüse geschickt wird. Die Verlangsamung aller Stoffwechselvorgänge schafft Störungen, die bis zum Erscheinungsbild des Myxödems reichen: Kälteempfindliche, müde Menschen ohne Antrieb und rasches Denkvermögen, mit trockener Haut, Haarausfall, Verdauungsbeschwerden und Blutarmut.

In den Alpenländern gab es früher in fast allen Gebirgsdörfern das, was man als »Dorftrottel« bezeichnet, Leute mit Kropf, langsamen Bewegungen und stumpfsinnigem Benehmen. Das wurde bisweilen auf Inzucht zurückgeführt. Schuld aber war der Jodmangel. Um Abhilfe zu schaffen, wurde durch Gesetz in der Schweiz und in Österreich das Speisesalz jodiert. Mit jeder Prise Salz nehmen die Bewohner nun zwangsläufig Spuren von Jod zu sich. Und es genügt, daß in diesen Alpenländern die früher so häufigen Erscheinungen der Schilddrüsenunterfunktion fast zu einer Seltenheit geworden sind.

Die Vergrößerungen der Schilddrüse, also die Strumen, können aber auch aus anderen Gründen entstehen und verschiedene Formen annehmen. Es würde zu weit führen, alle diffusen, weichen, knotigen, gutartigen oder bösartigen Strumen einzeln anzugeben und deren mögliche Ursachen zu erklären.

Die häufigste Form ist der knotige Kropf (Struma nodosa), bei dem es zur Bildung von Zysten kommen kann, zu Blutungen oder Verkalkungen. Gestört ist meist ein Glied in der komplexen Kette der Hormonregulation.

Die Überfunktion der Schilddrüse, die Hyperthyreose, ist die allgemeinste Erkrankung der Schilddrüse.

Wobei man eigentlich nur in wenigen Fällen von einer Erkrankung der Schilddrüse sprechen sollte, denn sie ist ja nicht krank. Im Gegenteil, sie funktioniert hervorragend und schafft es, das dauernd angeforderte Hormon zu produzieren. Dazu ist sie da. Für die Menge des herzustellenden Hormons ist sie jedoch nicht verantwortlich, das ist Sache von »denen da oben«: von Hypophysenvorderlappen und Hypothalamus.

Bekommt die Schilddrüse beispielsweise statt des Anregungshormons TSH etwas Falsches zugeschickt, nämlich den LATS (Long Acting Thyroid Stimulator), dann produziert sie eben unentwegt ihre Hormone, weil sie dem bislang erst mangelhaft erforschten Dauerstimulator LATS gehorcht.

Eine wirkliche Erkrankung der Schilddrüse selbst ist die Bildung von gutartigen Gewebsteilen, die genauso funktionieren wie das umgebende Schilddrüsengewebe – nur, daß diese sogenannten toxischen Adenome sich überhaupt nicht um Befehle von oben kümmern, auf keine TSH reagieren, sondern völlig eigenständig und ungesteuert drauflosproduzieren. Da sie meistens zuviel produzieren, geben der Hypophysenvorderlappen und der Hypothalamus an die gesunden, also auf die TSH-Anregung reagierenden Teile der Schilddrüse den Befehl, ihre Produktion völlig einzustellen.

Der Patient mit einer Schilddrüsenüberfunktion in Verbindung mit toxischen Adenomen hat also eine Schilddrüse, die überhaupt nicht funktioniert, sie ist stillgelegt. Die Überfunktion wird allein durch das fremde, gewucherte Drüsengewebe verursacht, das ohne jeden Auftrag ständig Hormone herstellt und in das Blut gibt.

Bei einer massiven allgemeinen Überfunktion kann es zum Basedow kommen, einem Krankheitsbild, mit dem sich als erster ein Zeitgenosse Goethes, der Merseburger Arzt C. A. von Basedow, näher beschäftigte. An drei Zeichen, so meinte jedenfalls Basedow, könnte man den Zustand genau erkennen. Diese drei Zeichen, die »Merseburger Trias«, sind: Hervortreten der Augäpfel (Exophthalmus), Kropf (Struma) und beschleunigter Puls (Tachykardie).

Die massive Überfunktion – und damit ein Basedow – tritt bisweilen auf, wenn nach einem längeren Jodmangel eine plötzliche, starke Jodzufuhr erfolgt. Eine andere, nicht immer beachtete Ursache einer massiven Überfunktion kann mitunter eine zu rigorose Abmagerungskur sein. Besonders Abmagerungskuren, die sich der synthetischen Schilddrüsenhormone bedienen, bringen den Regelkreis durcheinander. Die erwünschte Wirkung der künstlich erhöhten Schilddrüsenfunktion – nämlich die Gewichtsreduzierung durch rascheren Stoffwechsel und Senkung des Cholesterinspiegels – wird möglicherweise teuer erkauft. Jeder Eingriff in den autonomen Regelkreis vermag ein Chaos im Hormonhaushalt hervorzurufen mit nur noch schwierig zu steuernden Entgleisungen.

Bei allen Schilddrüsenstörungen ist nicht leicht festzustellen, wo der Regelkreis gestört und wie stark diese Störung ist.

Das einfachste Diagnosemittel: Hinstellen, Arme nach vorn, Finger spreizen, Augen schließen. Wenn die Finger übermäßig zittern, liegt eine Schilddrüsenstörung vor, wenn die Handinnenflächen feucht sind, ist es eine Überfunktion. Diese Diagnosemethode wird immer wieder benutzt, und sie hat soviel Wert wie der Wetterfrosch auf der Leiter für die Wettervorhersage.

Auch ein anderes Diagnosehilfsmittel setzte sich lange Zeit als beweiskräftig durch: der Grundumsatz. Der Grundumsatz ist die Bestimmung der Energie, die von einem absolut ruhenden und nüchternen Menschen umgesetzt wird, gemessen an dem unter bestimmten Bedingungen und in bestimmter Zeit eingeatmeten Sauerstoff und der ausgeatmeten Kohlensäure.

Der Grundumsatz ist abhängig von Alter und Geschlecht sowie

der Größe der Körperoberfläche des Patienten, abhängig von der Tageszeit, dem Klima, der Meereshöhe des Untersuchungsortes, dem herrschenden Luftdruck und einigen anderen Kriterien. Das macht verständlich, warum etwa 80 Prozent aller Grundumsatzwerte von dem ziemlich theoretischen Normalwert abweichen, ohne deswegen zugleich Hinweis auf einen zu hohen oder zu niedrigen Stoffwechsel zu sein, mithin auf eine mögliche Über- oder Unterfunktion der Schilddrüse.

In modernen Praxen und Kliniken wird der Grundumsatzbestimmung heute kaum noch Bedeutung beigemessen. Andererseits ist es vielen Chirurgen noch erinnerlich, daß die Grundumsatzbestimmung einst als entscheidender Hinweis dafür angesehen wurde, ob eine Schilddrüse operiert werden sollte oder nicht.

Es ist nicht undenkbar, daß an manchen Orten auch heute noch aufgrund derart unsicherer und fehlerhafter Diagnosemethoden der Entschluß zur Operation gefaßt wird.

Eine biochemische Untersuchung des Blutes auf den im Blut enthaltenen Anteil an freiem Thyroxin – jene Prüfung also, die ständig von dem Hypophysenvorderlappen und dem Hypothalamus vorgenommen wird – galt als nicht möglich. Die Menge ist so gering, daß keine der chemischen Analysen half, diese Menge exakt zu bestimmen. Die Bestimmung des gesamten im Bluteiweiß gebundenen Schilddrüsenhormons (T4 und T3) ist schon schwierig genug und bringt auch nur in Verbindung mit anderen Untersuchungen verwertbare Hinweise.

Anfang 1974 jedoch meldete eine Arbeitsgruppe des Westberliner Klinikums Steglitz erste Erfolge: Es scheint gelungen zu sein, mit Hilfe von außerordentlich raffinierten biochemischen Testanordnungen aus Blutproben sichere Schlüsse auf das Vorhandensein einer Über- oder Unterfunktion der Schilddrüse zu ziehen.

Diese Blutprobentests würden sogar eine erheblich frühere Behandlung ermöglichen, weil die Über- oder Unterfunktion oft bereits längere Zeit besteht, ehe sie sich durch spürbare Symptome bemerkbar macht – ehe sich also die Aufmerksamkeit des Patienten und des Arztes normalerweise überhaupt auf die Schilddrüse richten kann. Solch ein Schilddrüsentest müßte daher im Sinne einer Vorsorge zur Routineuntersuchung bei allen Risikopatienten gehören.

Die bis jetzt noch bevorzugten Tests zur Erkennung von Schilddrüsenstörungen sind die Jodtests. Man kann die Jodkonzentration im Blut messen und daraus Rückschlüsse auf die Hormontätigkeit der Schilddrüse ziehen, man kann auch durch die Gabe von radioaktivem Jod – gewöhnlich Jod-131 – feststellen, wie stark die Schilddrüse funktioniert.

Der Patient trinkt etwas mit Wasser vermischtes Radiojod. In Abständen von 2, 24 und 48 Stunden wird dann gemessen, wieviel von diesem anorganischen Jod in der Schilddrüse gespeichert beziehungsweise in die Hormone eingebaut worden ist.

Dieser nuklearmedizinische Test ist ein zuverlässiger Test, er bringt zu etwa 95 Prozent richtige Ergebnisse. Die Gefahren der radioaktiven Strahlung werden gesenkt, wenn man Jod-132 nimmt, das eine kürzere Halbwertzeit besitzt, daher schneller zerfällt und eine geringere Strahlenbelastung mit sich bringt.

Die Verteilung der radioaktiven Substanzen in der Schilddrüse wird auch mit einem Szintigramm sichtbar gemacht, und man erkennt, ob unter Umständen ein bösartiges Gewebe mit »warmen« (günstigeren) oder »kalten« (ungünstigeren) Knoten vorliegt.

Die Fortschritte der Radiologie auf medizinischem Gebiet führten in den letzten dreißig Jahren zu einer deutlichen Verringerung der Schilddrüsenoperationen. Denn das radioaktive Jod wird auch zur Behandlung selbst eingesetzt.

Zuvor hatte es nur zwei Möglichkeiten der Behandlung gegeben. Entweder wurden Medikamente verschrieben, in milden Fällen beruhigende Mittel und in schwereren Fällen auf das Hormongeschehen einwirkende Mittel, oder es wurde operiert.

Seit knapp hundert Jahren, seit der Breslauer Chirurg Johann von Mikulicz-Radecki 1885 die chirurgische Behandlung von krankhaft vergrößerten Schilddrüsen empfohlen hatte, wurde von dieser Möglichkeit in oft erheblichem Umfang Gebrauch gemacht.

Im Vergleich zu anderen ist diese Operationsmethode recht einfach zu erklären. Es wird entweder ein Teil der vergrößerten Schilddrüse entfernt, oder es wird – wenn ein toxisches Adenom vorhanden ist – dieses selbständig arbeitende fremde Gewebe herausgeschält.

Die Teilentfernung der Schilddrüse wurde sogar bei solchen Patienten vorgenommen, bei denen sie ganz offensichtlich fehl am Platze war, etwa bei Jugendlichen mit dem pubertären Kropf. In der Pubertät kann es zu einem so hohen Bedarf an den für Stoffwechsel, Knochenwachstum und Knochenreife notwendigen Hormonen kommen, daß dieser nur durch Bildung von mehr Drüsengewebe gedeckt werden kann. Das führt zur zeitweisen Vergrößerung der Schilddrüse, die sich später meist von allein wieder zurückbildet.

Wird ein Teil der in der Pubertät vergrößerten Schilddrüse weggenommen, bildet sich in 80 Prozent der Fälle eine neuerliche Vergrößerung. Der Organismus bemüht sich, den Fehler des Chirurgen auszugleichen. Jede sich nach einer Operation wieder bildende Schilddrüsenvergrößerung ist ein Beweis für die von vornherein falsche Operationsindikation. Das bedeutet, daß mindestens 80 Prozent aller Schilddrüsenoperationen bei einem Pubertätskropf (Struma juvenilis) nicht nur vermeidbar, sondern sogar falsch gewesen sind.

In 10 Prozent aller Schilddrüsenoperationen kommt es übrigens auch ohne eine Vergrößerung der Schilddrüse zur Rückkehr der vor der Operation beobachteten Beschwerden. Die Operation war also in 10 Prozent der Fälle bereits im Ansatz verfehlt, wie Dr. F. Enderlin von der Universität Basel erklärt hat.

Die Häufigkeit der Schilddrüsenoperation ist anscheinend abhängig von der persönlichen Meinung des Chirurgen, der Tradition der jeweiligen Klinik und der gerade in diesem Lande herrschenden Lehrmeinung.

Man findet gewiß Chirurgen, die ohne Zögern eine vergrößerte Schilddrüse auf Wunsch des Patienten auch schon aus rein kosmetischen Gründen operieren, obgleich kein eigentlich zwingender Anlaß vorliegt.
Die großen Fortschritte in der Narkosetechnik mit der für die Schilddrüsenoperation so entscheidenden Intubationsnarkose, die verbesserte Diagnosetechnik und die durch reiche Erfahrung verfeinerte Operationstechnik machen Schilddrüsenoperationen zu einem verhältnismäßig verlockenden Arbeitsgebiet.
Und doch ist jede Operation unbedingt zu vermeiden, wenn sie nicht zwingend indiziert ist. Bei der Entfernung des Drüsengewebes ist stets ausschlaggebend, wieviel entfernt wird, um die falschen Befehle zu kompensieren, die an die Schilddrüse geschickt werden. Wird zuviel oder zuwenig entfernt, kann als Folge der Operation eine thyreotoxische Krise auftreten. Das bedeutet, die operativ herbeigeführte Hormonverringerung wird an Hypophysenvorderlappen und Hypothalamus gemeldet, die reagieren und so viel Anregungshormon TSH aussenden, daß die restliche Schilddrüse zu einer Überschwemmung des Blutes mit seinen Hormonen verleitet wird. Die thyreotoxische Krise ist unter Umständen lebensbedrohend.
Ist die restliche Schilddrüse zu klein, kann sie den Bedarf an Hormonen nicht mehr decken. Die Folge ist möglicherweise ein Myxödem: das Erscheinungsbild des stumpfen, antriebsschwachen Menschen wird deutlich.
Bildet sich einige Zeit nach der Operation erneut eine Vergrößerung der Schilddrüse oder kommt es zu anderen Komplikationen, so wird eine zweite Operation erforderlich, die mit besonderen Risiken belastet ist.
Bei einer durch die Erstoperation vernarbten Schilddrüse ist eine Übersicht über das restliche Gewebe oft äußerst erschwert, und bei jedem operativen Eingriff an dieses vernarbte Restgewebe besteht die Gefahr, einen Nerv zu verletzen, der ausgerechnet zwischen der Luftröhre und der daran anliegenden Schilddrüse verläuft.

Dieser Nervus recurrens führt zum Kehlkopf und versorgt somit auch die Stimmbänder. Wird der Recurrens bei einer Schilddrüsenoperation verletzt – ein zufälliges Betupfen mit einer Pinzette genügt bisweilen schon –, dann kann die Funktion des Kehlkopfes erheblichen Schaden erleiden, der von Heiserkeit bis zum Verlust der Stimme reicht.

Wird bei der Erstoperation nur in etwa 3 Prozent der Fälle der Recurrens geschädigt, so sind es bei einer Zweitoperation bereits zwischen 15 und 30 Prozent.

So liberal manche Chirurgen gegenüber einer Erstoperation der Schilddrüse sind, so sehr sind sie oft darum bemüht, eine Zweitoperation zu umgehen. Diese Strenge wäre bereits bei der Erstoperation zu wünschen.

Nur drei Gründe sollten zur Schilddrüsenoperation führen:

Erstens der begründete Verdacht auf das Vorhandensein bösartigen Gewebes in der Schilddrüse. Bei rechtzeitiger Entfernung gibt es gute Aussichten auf Besserung. Es ist heute sogar möglich, die gesamte Schilddrüse zu entfernen, allerdings bedeutet das selbstverständlich die lebenslange Einnahme von synthetischen Schilddrüsenhormonen und einige zusätzlich einzukalkulierende Risiken.

Zweitens eine Bedrohung der umliegenden Organe durch die krankhaft vergrößerte Schilddrüse. Der Kropf kann sich verschieden entwickeln. Er kann sich hinter dem Brustbein nach unten ausbreiten und auf die Lungenflügel drücken. Er kann aber auch die Luftröhre bedrohen.

Drittens ist die Operation angezeigt, wenn jede konservative Behandlungsmethode versagt hat und die gestörte Schilddrüse zu nicht mehr tragbaren Beeinträchtigungen führt.

Dieser dritte Punkt ist entscheidend bei der Frage, wann eine Schilddrüsenoperation vermeidbar ist und wann nicht. Denn es herrscht selten rechte Einigkeit zwischen Chirurgen und Internisten darüber, was »jede konservative Behandlungsmethode« ist.

Gewiß gehört die moderne Radiojodtherapie zu diesen Methoden.

Der Patient erhält ein radioaktives Jod, das in der Schilddrüse gespeichert wird und dort das Drüsengewebe langsam zerstört.
Nachteil dieser Methode kann bisweilen die nur langsam einsetzende Wirkung und zum anderen die nicht immer genau zu dosierende Schädigung des Gewebes sein. Aus der zuerst bekämpften Überfunktion kann eine dauernde Unterfunktion werden. Außerdem ist zu befürchten, daß unter Umständen auch die Funktion anderer Drüsen geschädigt wird, nämlich der Geschlechtsdrüsen.
Immerhin hat die gezielte Radiojodtherapie eine große Anzahl von Operationen überflüssig gemacht. Sie ist auch der Operation vorzuziehen. Aber die anzustrebende Behandlung einer gestörten Schilddrüse ist sie keinesfalls, da sie genau wie eine Operation nicht die Wiederherstellung einer gesunden Funktion zum Ziel hat, sondern die Entfernung des gestörten Gewebes.
Die zweite bedeutende konservative Behandlungsmethode ist die Verabreichung synthetischer Schilddrüsenhormone. Sie wird auch vom Chirurgen nach jeder Operation gefordert, um die operativ veränderten Zustände auszugleichen und die Gefahr einer Rückkehr der Symptome zu mildern.
Die Entwicklung der Biochemie hat in den letzten Jahren neue Wege gangbar gemacht. Eine Steuerung des Hormonhaushalts von außen gelingt immer besser. So ist es möglich, durch die Einnahme synthetischer Hormone die Bildung des anregenden Hormons TSH zu drosseln und somit die Schilddrüse von einer Überfunktion abzuhalten. Das ist auch für die Verhinderung von erneut nach einer Operation auftretenden Vergrößerungen (Rezidivstrumen) wichtig.
Es ist erfreulich, daß hier Bemühungen erkennbar werden, nicht die gesunde Schilddrüse zu zerstören – denn eine auf falsche Befehle hin zuviel Hormon produzierende Schilddrüse ist nicht krank, sie ist lediglich falsch informiert.
Die Bemühungen sollten verstärkt in diese Richtung gehen. Behandelt sollte eher das werden, was die Schilddrüse falsch informiert. Der Fehler könnte beispielsweise beim Hypothalamus

liegen – wenn dieser Knoten des Zentralnervensystems Meldungen über eine vorhandene Störung im Vegetativum erhält. Er könnte nämlich daraufhin den Versuch unternehmen, durch eine stärkere Anregung der Schilddrüse die Arbeit vom anscheinend gestörten Vegetativum zu erledigen.

Eine Verbindung von vegetativer Labilität und Schilddrüsenstörung ist immer gegeben. Die Regelung unserer Lebensfunktion wird ebenso vom vegetativen Nervensystem wie vom innersekretorischen Drüsensystem gesteuert. Sie bilden eine funktionelle Einheit. Bei der Störung des einen Systems ist das andere bisweilen um einen Ausgleich besorgt. Der Versuch kann nicht immer glücken, weil der helfende Eingriff in den anderen Regulationsmechanismus leicht eine Vernachlässigung des eigenen Regulationsmechanismus und daraus resultierende Fehler zur Folge haben kann.

Der Zusammenhang von vegetativer Lage und hormoneller Lage mit den zu beachtenden Wechselwirkungen wird bei der Behandlung von Schilddrüsenstörungen vernachlässigt. Doch bildet dieser Zusammenhang die Grundlage für die dritte wichtige konservative Behandlungsmethode, die eigentlich an erster Stelle stehen sollte.

Fehlgesteuerte Regulationsmechanismen sind durch neuraltherapeutische Injektionen nach beiden Seiten hin zu korrigieren: Sie dämpfen zu starke Reaktionen und regen zu schwache Reaktionen an, bis das vegetative Gleichgewicht hergestellt ist.

Bei der Akupunktur dagegen werden zwar auch fehlgesteuerte Spannungszustände reguliert, aber man kann durch besondere Technik die anregende oder die beruhigende Wirkung der Akupunktur hervorheben und gezielt einsetzen.

Bei einer Fehlfunktion der Schilddrüse ist demnach zuerst eine allgemeine neuraltherapeutische Behandlung angezeigt, die intravenöse Injektionen von Procain vorsieht, besonders Injektionen direkt in das Drüsengewebe. Hinzu kommt eine beruhigend wirkende, sogenannte sedierende Akupunktur bei Überfunktion und eine anregende Akupunktur bei Unterfunktion.

Ein homöopathisches Mittel hat sich ebenfalls als wirksam erwiesen. Es sollte vorrangig Anwendung finden, wenn der Umfang der Schilddrüse verringert werden muß. Es handelt sich um Flor de Piedra und wird hauptsächlich in den Verdünnungen D 4 und D 6 verabreicht. Das sind für Homöopathen, die an Verdünnungen wie D 200 gewöhnt sind, fast schulmedizinische Medikamente.

Flor de Piedra (Lophophytum) ist eine in tropischen Wäldern von Argentinien, Brasilien und Paraguay auf den Baumwurzeln zu findende Schmarotzerpflanze von unscheinbarem Aussehen, die von den Indianern als Heilpflanze genutzt wird.

In der Bundesrepublik fand sie in ihrer homöopathischen Verdünnung zuerst als Mittel bei Lebererkrankungen Verwendung. Bei einer leberkranken Patientin, die seit vielen Jahren einen Kropf besaß, bildete sich der Kropf nach der Einnahme von Flor de Piedra D 4 überraschenderweise zurück. Daß dieses Ergebnis kein Zufall gewesen ist, wurde durch nachfolgende Versuche mit anderen Patienten bewiesen, deren vergrößerte Schilddrüsen ebenfalls in vielen Fällen mit meßbaren Rückbildungen reagierten.

Zwei Wochen nach der ersten Einnahme der verordneten Dosis läßt meist der Druck am Hals nach, die Knoten der Struma werden weicher. Der Umfang verringert sich dagegen erst nach etwa vier Wochen. Eine völlige Normalisierung des Schilddrüsenumfangs allein durch die Einnahme von Flor de Piedra ist selten zu erwarten, immerhin konnte jedoch allein durch dieses kropfreduzierende Mittel in einigen Fällen die bereits festgesetzte Operation (wegen substernaler Strumen) noch vermieden werden.

Eine alle befriedigende Erklärung für die Wirkung von Flor de Piedra kann nicht gegeben werden. In der Pflanze wurden Spuren von Jod entdeckt, außerdem hat Flor de Piedra in der Verdünnung augenscheinlich Einfluß auf Hypothalamus und Hypophyse. Die oft günstigen Ergebnisse mit diesem Mittel bei völligem Fehlen von schädlichen Nebenwirkungen sollten aber genügen, um eine Anwendung in jedem Fall zu rechtfertigen.

Beispielsweise in dem Fall einer dreiundvierzigjährigen Hausfrau, Margot K. aus Rosenheim, die ihre Behandlung so schildert:

»Eigentlich war es mein Herz. Mit der Schilddrüse hatte ich schon immer zu tun, jahrelang. Bis auf einen gewissen Druck unten am Hals, die feuchten Hände und daß ich mich so leicht aufregte bei allem, hatte ich nicht viel davon gespürt.
Aber letztes Jahr hat es angefangen, daß mein Herz mir Kummer gemacht hat. Es war mehr ein nervöses Herzflattern, denn organisch war nichts feststellbar. Ich bin zum Arzt und in die Klinik und habe alles untersuchen lassen. Damals merkte ich erst richtig, wie meine Schilddrüse plötzlich immer größer wurde.
Es wurde ein ständiger Druck bis hinter das Brustbein. Auch beim Schlucken spürte ich diesen dicken Knoten. Natürlich habe ich einen fürchterlichen Schrecken bekommen, weil das so schnell gewachsen ist am Hals, und jeder denkt dann, das könnte ein bösartiges Geschwür sein. Zuletzt habe ich mich überwunden und bin in das Krankenhaus, wo die Tests gemacht wurden. Gott sei Dank war es kein Krebs. Aber trotzdem haben sie im Krankenhaus gesagt, wenn das weiter so wächst, müßten sie operieren.
Wegen meines Herzzustandes, der einfach nicht besser wurde, bin ich hier in die Praxis gekommen, weil ich gehört habe, daß man mit Akupunktur viel machen kann.
Aber behandelt wurde meine Schilddrüse. Ich habe Spritzen in die Schilddrüse erhalten und auch Akupunkturnadeln, außerdem bekam ich Tropfen aufgeschrieben, dreimal zehn Tropfen am Tag. Nach vier Wochen bin ich wieder hergekommen, da spürte ich bereits eine Erleichterung am Hals. Nach der zweiten Behandlung war es dann nochmals deutlich besser, und nach drei Monaten kam die dritte Behandlung, und seitdem ist auch mein Herz wieder so gut wie normal. Die ganze Zeit über habe ich weiter die Tropfen genommen.
Von der Schilddrüse spüre ich so gut wie nichts mehr, jedenfalls weniger als früher, ehe das Ganze angefangen hat. Kein Druck

mehr am Hals, und die Bluse knöpfe ich jetzt oben zu ohne jede Schwierigkeit. Mein Halsumfang hat in den drei Monaten um gut fünf Zentimeter abgenommen.«

Der Patientin wurde angeraten, sich im Krankenhaus nochmals untersuchen zu lassen. Die Werte waren eindeutig verbessert, und der Zustand der Patientin gab keinerlei Anlaß mehr, eine Operation anzusetzen.

Es mag Chirurgen geben, die trotzdem eine Operation bei ihr vornehmen würden, weil sie die verbesserte Narkose- und Operationstechnik für ausreichende Gründe halten, die einen solchen Eingriff rechtfertigen.

Die Tatsache, daß man operieren kann, rechtfertigt nicht, daß man operieren soll.

Bevor man einen Teil aus dem menschlichen Organismus für immer entfernt, noch dazu einen tadellos funktionierenden Teil wie eine lediglich falsch gesteuerte Schilddrüse, muß man jede Möglichkeit einer konservativen Behandlung voll ausschöpfen.

Zu beginnen ist immer mit der unschädlichsten Methode. Deshalb ist eine Behandlung fast aller Schilddrüsenstörungen nach genau abgeklärter Diagnose zuerst nach Methoden durchzuführen, die unschädlicher sind als die zerstörende Radiojodtherapie oder die problematische langfristige Hormonmedikamentierung.

Zu beginnen ist mit einer neuraltherapeutischen Behandlung, mit Akupunktur und dem hier speziell wirksamen homöopathischen Mittel Flor de Piedra. Gekonnt und konsequent angewendet, würde das die Zahl der notwendigen Schilddrüsenoperationen senken.

Mandeln

Der bessere Schutz

Das Kind hatte Fieber, Halsschmerzen, gerötete, vergrößerte und mit eitrigen Pusteln bedeckte Gaumenmandeln. Der Arzt befand, die Gaumenmandeln müßten entfernt werden.

Der Vater des Kindes war eine Kapazität in puncto Rationalisierungsmaßnahmen, er wußte alles über den zeit- und energiesparenden Arbeitsablauf. Frank Bunker Gilbreth – um ihn handelt es sich – besaß außer diesem einen an den Mandeln erkrankten Kind noch elf weitere, zu dieser Zeit völlig gesunde Kinder. Aus Gründen der Ökonomie brachte er alle zwölf zum Arzt und ließ ihnen im rationalisierten Schnellverfahren hintereinander die Mandeln operativ entfernen.

Mrs. Gilbreth beschrieb das in ihrem Buch »Im Dutzend billiger«, und nicht nur in Amerika amüsierten sich Millionen über diese nette Episode.

Es war eine wirksame Propaganda für einen Eingriff, der absolut verfehlt und schädlich ist und der heute noch täglich tausendfach vorgenommen wird: die Mandeloperation ohne jeden zwingenden Grund.

Die Üblichkeit dieser Körperverletzung ist so verankert im allgemeinen Bewußtsein, daß eine Empörung über nicht unbedingt notwendige Mandeloperationen von vielen als altmodisch belächelt wird.

Denn die Mandeln, so haben uns Ärzte jahrzehntelang versichert, sind überflüssig. Sie erfüllen keine Aufgabe und sind als Eiterherde nur ständige Störenfriede, die ihre Bakterien in den Organismus streuen und dadurch schwere Krankheiten auslösen können. Jedem Kind, dem man die Mandeln rechtzeitig entfernt, werden im künftigen Leben viele Beschwerden erspart bleiben, hieß es da.

So viele hochangesehene Professoren in Amt und Würden haben diese Ansicht verkündet, gelehrt und oft sehr aktiv danach gehandelt, daß es mehr ein menschliches Problem ist, wie die Medizin nun mit der Tatsache fertig wird, daß diese Ansicht in der Verallgemeinerung schlichtweg falsch ist.

Den Luxus, völlig überflüssige Organe herzustellen, leistet sich die Natur nicht so leicht. Daß ein Mensch auch ohne Rachen- und Gaumenmandeln hundert Jahre alt werden kann, hat nicht die geringste Beweiskraft für die Funktionslosigkeit der Organe.

Allein die Möglichkeit, daß die Mandeln eine Aufgabe im Körper zu erfüllen haben könnten, hätte jeden Arzt veranlassen müssen, strenge Maßstäbe bei der Entscheidung über eine chirurgische Entfernung anzulegen.

Die Möglichkeit ist indes zur Gewißheit geworden. Bei Forschungen der Immunologen – Immunologie ist die Lehre von der Unempfindlichkeit und Abwehrkraft gegenüber Infektionen und Giften – stellt sich heraus, daß die Mandeln einen »vorgeschobenen und wichtigen Posten im Abwehrsystem« darstellen und dabei ganz besondere Aufgaben zu erfüllen haben.

Im Nasen-Rachen-Raum befinden sich verschiedene Tonsillen, wie die Mandeln im medizinischen Sprachgebrauch genannt werden. Jede Mandel ist ein lymphatisches Gewebe.

Die Rachenmandel liegt am Dach des Rachens, zwischen beiden Mündungen der Ohrtrompete. Deswegen ist bei einer Entzündung der Rachenmandel oft auch das Mittelohr entzündet und umgekehrt.

Die Gaumenmandeln dagegen gehören zu den paarweise vorhandenen Organen wie Augen, Ohren, Lungenflügel und Nieren. Sie liegen am hinteren Rachen rechts und links des Rachenzäpfchens.

Die Zungenmandel befindet sich am Zungengrund.

Schließlich gibt es noch vereinzelte Lymphknötchen an der

Rachenhinterwand und am weichen Gaumen. Alle Lymphgewebe zusammen ergeben den lymphatischen Rachenring.

Das System, nach dem der Schutz des Organismus vor allen schädlichen oder krankheitserregenden Stoffen organisiert ist, gleicht in etwa der Funktion eines Polizeiapparates.

Die Mandeln sind zunächst einmal eine Grenzpolizei, die die Aufgabe hat, alle hereinkommenden Fremdkörper zu überprüfen, gegebenenfalls unschädlich zu machen beziehungsweise andere Polizeikräfte im Organismus zu alarmieren.

Die Rachenmandel prüft die Atemluft, die durch die Nase hereinströmt. Sie hilft bei der Filterung dieser Luft und achtet auf die in ihr enthaltenen Viren.

Die Gaumenmandeln kümmern sich anscheinend mehr um die Nahrung, die aufgenommen wird. Sie reagieren auf alle dem Organismus schadenden und zur Bildung von Abwehrkörpern herausfordernden Stoffe. Und zwar tun sie das mit Hilfe einer besonderen Form von weißen Blutzellen, die sie bilden können. Diese zweihundert Millionen Lymphozyten, die normalerweise in jeder Gaumenmandel vorhanden sind, arbeiten wie Polizisten, die den Gegner unschädlich machen können, die aber auch als alarmierende Boten von den Mandeln losgeschickt werden und andere Lymphozyten aktivieren können.

Dieser Immunschutz wird nicht nur von den Mandeln ausgeübt, sondern auch, wie die Wissenschaftler heute annehmen, von der hinter dem Brustbein befindlichen Thymusdrüse und dem Wurmfortsatz (Appendix), dem »so überflüssigen Blinddarm«, den man ebenfalls oft mit Leichtfertigkeit entfernt hat.

Zusammen mit Thymusdrüse und Wurmfortsatz gelten die Mandeln heute als »primäre Immunitätsorgane«. Sie schicken ihre Immunzellen in die »sekundären Immunitätsorgane«, in Milz, Knochenmark und Lymphknoten.

Innerhalb der primären Immunitätsorgane werden zwei Arten unterschieden. Die Thymusdrüse produziert die sogenannten T-Lymphozyten, und die Mandeln und der Wurmfortsatz produzieren die B-Lymphozyten.

Da es auch ein Lymphgebiet im Dünndarm gibt, in dem sich diese B-Lymphozyten feststellen lassen, ist es durchaus denkbar, daß diese B-Lymphozyten als besondere Aufgabe den Schutz vor schädlichen Stoffen in der Nahrung zu übernehmen haben. Niemand kommt mit einem vollen Immunschutz auf die Welt, der Immunschutz entwickelt sich erst. Kinder sind deshalb viel anfälliger für Infektionskrankheiten und reagieren heftiger auf Schadstoffe als Erwachsene.

Deshalb haben die primären Immunitätsorgane für Kinder eine erhebliche Bedeutung. Sie werden außerordentlich stark beansprucht in allen Gebieten, in denen Kinder starken Fremdreizen aus Luft und Nahrung ausgesetzt sind. Durch Umwelteinflüsse verunreinigte Luft und Nahrung machen sich in den Lymphstörungen der Kinder deutlich bemerkbar.

In Kulturländern ist bei etwa einem Drittel aller Kinder und Jugendlichen eine übermäßige Vergrößerung des lymphatischen Gewebes festgestellt worden.

Im British Medical Journal 1957 hat der englische Arzt Dr. J. Fry berichtet, daß ein Drittel aller Kinder und Jugendlichen die Rachen- und Gaumenmandeln herausoperiert bekäme. Großbritannien darf zu den Kulturländern gerechnet werden. Demnach wurden also mit ziemlicher Wahrscheinlichkeit alle Kinder operiert, deren Mandeln lediglich besonders dick angeschwollen waren. Das ergab jährlich rund 225000 Operationen dieser Art. Ein bemerkenswerter Erfolg, denn in den dreißiger Jahren waren es sogar doppelt so viele Operationen. Etwa 50 bis 75 Prozent aller Kinder verloren damals je nach Wohngebiet und je nach Operationsfreudigkeit der dort ansässigen Ärzte ihre Mandeln. Dr. Fry glaubte nicht, daß bei der Entscheidung zur Operation streng wissenschaftliche Maßstäbe zugrunde gelegt wurden. Er kannte Ärzte in seiner Nachbarschaft, die bei 90 Prozent ihrer Patienten im Kindesalter die Mandeloperation vornahmen oder vornehmen ließen. Er selbst überwies nur fünf Prozent zur Operation. Die große Frage in der Chirurgie ist heute nicht mehr das »Wie?«, sondern das »Wann?«

Es hat in den letzten vierzig Jahren Zeiten gegeben, in denen die konservative Behandlung einer Mandelentzündung nicht viel mehr war als eine kurze Pflichtübung. Man riet fast sofort zur Operation. Erst mit dem Auftauchen der Antibiotika begann man sich etwas mehr mit den Möglichkeiten nichtoperativer Behandlung zu beschäftigen.

Antibiotika besitzen ähnliche Vorteile, wie sie augenscheinlich auch die Chirurgie besitzt: Sie wirken radikal und bringen rasche Ergebnisse. Auch Ärzte sind für das möglichst schnelle Erfolgserlebnis empfänglich.

Daß Antibiotika aber auch Nachteile besitzen, ganz besonders für Kinder, ist unterdessen hinreichend bekannt geworden. Was nicht besagt, daß es auch hinreichend beachtet wird. Wenn Kinder nach häufiger Antibiotikabehandlung aus meist nichtigem Anlaß gegen Antibiotika resistent oder allergisch werden, sind sie bei gewissen bedrohlichen Zuständen leichtfertig um die einzig lebensrettende Maßnahme gebracht.

In Amerika hat man eine kurze Zeit lang die Bestrahlung mit radioaktiven Stoffen für die modernste und beste Antwort auf alle Probleme gehalten und deshalb auch das Lymphgewebe der Mandeln bestrahlt. Als es danach in einigen Fällen zu Krebsgeschwulsten an der Stelle der radioaktiv zerstörten Gewebe kam, hat man die Strahlenbehandlung allerdings aufgegeben.

Bei der als problematisch empfundenen konservativen Behandlung kommen die Ärzte immer wieder zurück auf die Frage, in welchen Fällen eine operative Entfernung der Rachen- und Gaumenmandeln angezeigt ist und in welchen nicht.

Für die Entfernung sprechen folgende Krankheitserscheinungen: Eine übermäßige Vergrößerung der Rachen- und Gaumenmandeln, die zu Schluckstörungen und zur Atembehinderung führen kann. Die Kinder können nicht mehr durch die Nase atmen, der Mund bleibt offen, der Gaumen kann sich verformen. In diesem Zustand wird bei manchen Kindern ein Stillstand der körperlichen und geistigen Entwicklung beobachtet.

Eine Vergrößerung der Rachen- und Gaumenmandeln in Ver-

bindung mit wiederholten Mittelohrentzündungen und anderen Entzündungen in Nase und Nebenhöhlen.
Die häufige Wiederkehr von fiebrigen Anginen mit Schwellungen der Halslymphknoten und einer Mitbeteiligung des Kehlkopfes.
Eine schwere eitrige Mandelentzündung, ein Abszeß oder ein sonst nicht beherrschbares Pfeiffersches Drüsenfieber (eine Virusinfektion des Lymphgewebes).
Schließlich erfordert nach Ansicht der meisten Chirurgen die chronische Mandelentzündung eine Operation, besonders wenn sie mit einem Verdacht auf eine Herderkrankung verbunden ist.
Der Begriff »Herderkrankung« (Fokalinfekt) spielt bei den Diskussionen über die Notwendigkeit einer Mandeloperation eine große Rolle. Weil nach schweren oder häufigen Erkrankungen der Mandeln manchmal andere Erkrankungen auftreten, bei denen ebenfalls wie bei den Mandelerkrankungen eine bestimmte Art von Streptokokken als Erreger erkannt wurde, schloß man daraus, daß die Mandeln ein Krankheitsherd sein können, von dem aus die Streptokokken in den Organismus gestreut werden.
Zu den Herderkrankungen gehören der akute Gelenkrheumatismus, eine Form der Nierenentzündung (Glomerulonephritis) und Entzündung der Herzinnenwand.
Der Gedankengang, mit der Entfernung der Mandeln auf einfache und wirksame Weise einen Krankheitsherd ausrotten zu können, der den gesamten Organismus mit Bakterien zu überschwemmen vermag, ist sicherlich an Millionen von Mandeloperationen schuld. Nicht nur die Ärzte, auch die besorgten Eltern fanden den Gedanken überzeugend und forderten bisweilen bereits bei der ersten Angina ihres Kindes die Operation. Ob die Mandeln tatsächlich einen Streuherd darstellen und die Streptokokken von den Mandeln aus in die anderen Organe wandern, ist allerdings umstritten. Wie Prof. G. Biermann berichtet, wurde aufgrund magischer Überbewertung der Herdbeseitigung (Fokalsanierung) die Mandeloperation sogar zur Heilung des Bettnässens, des Stotterns und des Schulversagens sinnloserweise eingesetzt.

Eine einfache Angina ist aber noch kein ausreichender Anlaß für eine Operation, schon gar nicht als eine Art vorbeugender Maßnahme, um eventuelle andere Organerkrankungen zu vermeiden.
Auch das Vorhandensein lediglich vergrößerter Mandeln rechtfertigt eine solche Operation nicht. Jedenfalls sollte es so sein. Auf einem Kongreß in Washington jedoch erklärte Dr. Rodrigo C. Hurtado von der Georgetown University, daß Unterlagen aus verschiedenen amerikanischen Kliniken erkennen ließen: Etwa 50 Prozent aller Gaumenmandeloperationen werden ausgeführt, nur weil die Mandeln zu groß sind – und nicht etwa, weil sie erkrankt sind. Dr. Hurtado hielt rund 70 Prozent dieser Operationen nicht nur für vermeidbar, sondern für schädlich – wegen der Bedeutung, die unsere Mandeln für den Immunmechanismus haben.
Wenn man den statistischen Angaben folgt, nach denen in den USA jährlich rund anderthalb Millionen Mandeloperationen durchgeführt werden, dann ergäbe das rein rechnerisch eine Zahl von 525 000 völlig verfehlter Mandeloperationen pro Jahr in den USA.
Wie hoch diese Zahl in der Bundesrepublik, in der die Chirurgen ähnlich eingestellt sind, sein könnte, ist der Phantasie der Statistiker überlassen. Es wird sich wohl um eine fünfstellige Zahl handeln.
Die Vergrößerung der Mandeln allein darf niemals Grund für ihre Entfernung sein.
Es ist zudem nicht klar zu bestimmen, was im einzelnen Fall als übernormale oder normale Größe der Mandeln zu bezeichnen ist. Wie eine vergrößerte Schilddrüse gesund sein und sich bei Jugendlichen nach einiger Zeit von allein wieder rückbilden kann, so kann auch bei Kindern eine vergrößerte Mandel völlig gesund sein und sich später von allein rückbilden.
Die Leistungsanforderung an die Mandeln steigt beim Kleinkind und erreicht etwa zwischen dem fünften und siebenten Lebensjahr den Höhepunkt. Danach flacht die Kurve ab. Auch wegen der jetzt einsetzenden Mithilfe der erst später voll wirksamen

Funktion der Nebennierenrinden können die Mandeln sich beruhigen.

Vielfach wird diesem Eingriff eine Besserung des Gesundheitszustands in den Jahren nach einer Mandeloperation verdankt. Der Dank gebührt aber in Wirklichkeit oft der Tatsache, daß sich mit jedem Jahr die Gefahren infektiöser Erkrankungen von allein verringern.

Wenn ein Kind mehrmals innerhalb kürzerer Zeit an einer fiebrigen Angina erkrankt, wird meistens operiert. Daß es überhaupt mehrmals an einer Angina erkrankt, wird allerdings hingenommen und als Unfähigkeit des Organismus bezeichnet, sich an die Umwelt anzupassen. Man sollte meinen, daß es richtiger wäre, die Umwelt, die krank macht, zu ändern und nicht das erkrankte Organ zu entfernen.

Die Forderung, bei chronischen Mandelentzündungen zu operieren, mag ihre Berechtigung haben. Nur ist die Feststellung nicht einfach zu treffen, ob überhaupt eine chronische Mandelentzündung vorliegt.

Doch den Argumenten, die für eine Operation sprechen, müssen mit gleicher Schärfe die Argumente gegenübergestellt werden, die gegen eine Operation sprechen.

Nicht geeignet für eine Entfernung der Mandeln sind Patienten mit bedeutenden Störungen der Herz-, Nieren-, Leber- und Gehirnfunktion und Kinder mit Diabetes oder offener Tbc. Schlecht geeignet sind Patienten mit Blutgerinnungsstörungen. Die Mandeloperation hinterläßt verhältnismäßig große Wunden, das Problem der Blutung darf deshalb nicht unterschätzt werden.

Die häufigste Komplikation nach einer Mandeloperation ist die Nachblutung der Wunde. Auch während der Operation kommt es bisweilen zu schwer stillbaren Blutungen. Daher ist es besser, die Operation im Krankenhaus vorzunehmen und den Patienten danach noch einige Tage dort unter Kontrolle zu behalten.

Besonders zu beachten ist dabei allerdings die psychische Belastung für das Kind. Die Mandeloperation bedeutet für es meistens den ersten schmerzhaften Eingriff und die erste Trennung von zu Hause. Die Trennung und die mangelnde Fähigkeit, den Grund für die Trennung und den zugefügten Schmerz einzusehen, erzeugen besonders bei den Zwei- bis Vierjährigen bisweilen ein psychisches Trauma, das sich noch lange Zeit später im Verhalten des Kindes bemerkbar machen kann.

Wenn irgend möglich, sollte ein Elternteil das Kleinkind in das Krankenhaus begleiten und mit ihm das Zimmer teilen, zumindest sind tägliche Besuche unbedingt erforderlich.

Wenn irgend möglich, sollte auch der Zeitpunkt der Operation hinausgeschoben werden, bis das Kind etwas älter geworden ist.

Diese Möglichkeit besteht, und sie zeigt schon, daß die Operation in vielen Fällen überflüssig ist. Der australische Arzt Dr. L. D. Dey untersuchte 681 Kinder, bei denen die bereits festgesetzte Mandeloperation aus nichtmedizinischen Gründen zurückgestellt worden war, ein Jahr später erneut und stellte bei 37 Prozent der Kinder fest, daß jetzt kein Anlaß mehr zu einer Operation vorlag.

Es gibt auf der ganzen Welt Ärzte, die diese technisch einfache Operation aus privaten Gründen vornehmen oder sie bei vorliegenden unklaren Beschwerden als Ausweg wählen: »Nehmen wir die Mandeln heraus, und sehen wir, ob es dann besser wird.« Außerdem ist die Mandeloperation, zusammen mit der Blinddarmoperation, ein beliebtes Tätigkeitsfeld, auf dem sich der junge Arzt erstmals bewähren kann. Einmal muß er schließlich den ersten Patienten allein operieren, und dafür wird ihm natürlich eine Operation zugewiesen, bei der nicht so viel passieren kann.

Alles, was bei einer komplikationslos verlaufenen Mandel- oder Blinddarmoperation passiert, bedeutet aber nicht mehr und nicht weniger als die endgültige Entfernung von wichtigen Immunitätsorganen, die zur Infektabwehr bei gefährdeten Kindern besonders wichtig sind.

Wie stark der kindliche Organismus beispielsweise die Gaumenmandeln benötigt, ist an der Tatsache zu ermessen, daß sich nach Entfernung der Gaumenmandeln meist die Zungenmandeln und

die einzelnen Lymphknötchen am Gaumen und an der Rachenwand vergrößern, um die nichtausgeübte Funktion der Gaumenmandeln auszugleichen.
Die Lymphstränge im Rachen können diese Aufgaben nur ungenügend übernehmen. Wenn sie sich entzünden, kommt es oft zu schwereren Erkrankungen als bei der Mandelentzündung.
Bei Mandeloperierten werden nicht nur die sogenannten Seitenstrang-Anginen häufig beobachtet, sondern auch eine Anfälligkeit für Katarrhe, Halsschmerzen und »Erkältungskrankheiten«.
Große Zurückhaltung gegenüber einer vom Arzt bereits nach kurzer, flüchtiger Untersuchung geforderten Mandeloperation ist darum angebracht. Bis auf eine wichtige Ausnahme: Eine ständig vergrößerte Rachenmandel, die dazu führt, daß beim Atmen der Mund offensteht, weil die Passage durch die Nase verwehrt ist, sollte bei kleinen Kindern entfernt werden. Durch bisher nicht exakt geklärte Zusammenhänge besteht hier die Gefahr, daß die körperliche und noch mehr die geistige Entwicklung des betroffenen Kindes gehemmt wird.
Die Rachenmandel – auch adenoide Wucherungen oder Polypen genannt – sollte daher, wenn die Gefahr einer Gehirnschädigung besteht, unbedingt entfernt werden. Aber nur die Rachenmandel. Nicht etwa, »weil wir gerade dabei sind«, gleichzeitig auch die Gaumenmandeln, selbst wenn sie vergrößert sein sollten.
Es gibt sicherlich Chirurgen mit einer völlig anderen Ansicht. Mandeloperationen sind anscheinend überhaupt Ansichtssache.
Wie wenig Einigkeit auf diesem Gebiet herrscht, zeigt ein Test, der in den USA durchgeführt wurde. Eine Gruppe von Ärzten untersuchte eine Reihe von Kindern und schied diejenigen, bei denen eine Mandeloperation angezeigt wäre, von denjenigen, bei denen eine Mandeloperation nicht angezeigt wäre. Dann wurden alle Kinder, denen die gesunden Mandeln attestiert worden waren, einer zweiten Gruppe von Ärzten vorgestellt. Und diese zweite Gruppe von Ärzten war einhellig der Auffassung, daß diese kurz vorher noch als gesund bezeichneten Kinder unbedingt an den Mandeln operiert werden müßten.

Die erste Maßnahme zur Vermeidung von Mandeloperationen sollte eigentlich der Arzt treffen, indem er gewissenhafter überprüfen sollte, ob die Operation nicht bloß eine bequeme Lösung ist, sondern wirklich eine absolute und unumgängliche Notwendigkeit. Eine »engere Indikationsstellung«, wie es im medizinischen Sprachgebrauch heißt, würde diesen häufigsten chirurgischen Eingriff in der Zahl bereits drastisch senken.
Die zweite Maßnahme zur Vermeidung von Mandeloperationen besteht in der möglichen Vorsorge. Es gehört zur Aufgabe des Hausarztes, den Eltern dringlich klarzumachen, wie dem Kind geholfen werden kann, genügend Immunschutz zu entwickeln – etwa durch graduelle, vernünftige Abhärtung – und gleichzeitig den Immunschutz nicht zu überlasten – etwa durch Senkung der schädigenden Umwelteinflüsse bis hin zur Sorge für eine gesündere, natürlichere Nahrung.
Die dritte Maßnahme zur Vermeidung von Mandeloperationen besteht darin, die Anzeichen einer Überbelastung der Immunitätsorgane ernst zu nehmen und durch sinnvolle konservative Behandlung anzugehen. Ernährungswechsel, Luftwechsel können helfen. Und vor der Verordnung von Antibiotika mit dem eingebauten »Overkill« sollten die gerade bei Kindern oft hervorragend wirkenden Naturheilmittel gegeben werden. Das kostet zwar Mühe und Zeit, es kostet zumindest mehr Nachdenken als das Ausstellen eines Überweisungsscheins zum Facharzt.
Immerhin läßt sich aber durch eine Anwendung konservativer Behandlungsmethoden oft erreichen, daß ein gefährdetes Kind die kritischen Jahre ohne Operation übersteht und daß sich dann später der intakte Immunschutz voll auswirken kann und weitere Komplikationen so in der Regel nicht mehr zu erwarten sind.
Die vierte Maßnahme zur Vermeidung von Mandeloperationen besteht in einer Maßnahme, die kaum Mühe und Zeit kostet. Es ist die neuraltherapeutische Injektion in die betroffenen Mandeln. Daß auch hier wieder die Neuraltherapie empfohlen wird, ist kein Mangel an Phantasie oder eine auf die Neuraltherapie beschränkte Einseitigkeit.

Die Immunität vor Krankheitserregern und Schadstoffen wird vom Organismus durch die Entwicklung von Abwehrkräften erreicht, wie sie beispielsweise in den Mandeln entstehen. Diese Entwicklung wird durch die vegetative Gesamtregulation des Organismus gesteuert.
Versagt die Regulation, wie es bei Mandelerkrankungen der Fall sein kann, bringt oft die Injektion eines neuraltherapeutischen Mittels an den Ort der Fehlsteuerung das vegetative Gleichgewicht zurück.
Die Skepsis gegenüber dieser Tatsache sollte keinen Arzt davon abhalten, bei allen geeigneten Patienten den technisch fast problemlosen Eingriff zu versuchen. Das Einspritzen einer geringen Menge Procain in die Mandeln dürfte bei keinem Arzt auf generelle Bedenken stoßen, ein Schaden dadurch ist selbst vom mißtrauischsten Arzt nicht anzunehmen. Andererseits ist es ein Versuch, der für denjenigen lohnend sein kann, der ernsthaft daran interessiert ist, die Mandelbeschwerden seiner Patienten auf rasche und unblutige Weise zu beseitigen.
Als Beispiel kann der Fall der dreizehnjährigen Schülerin Angelika B. dienen, wie er von ihrer Mutter geschildert wird:

»Wenn Sie meine Tochter jetzt sehen, dann glaubt man es nicht, aber sie war nur noch ein Wrack, ein Häufchen Elend. Bei uns war die Situation so verzweifelt, weil meine Angelika ständig unter einer Angina litt und ich sie unter keinen Umständen operieren lassen wollte. Unser Sohn hat nämlich bei seiner Mandeloperation sein Leben verloren. Bei uns in der Familie gibt es Bluter. Die Ärzte haben aber geglaubt, mit Blutgerinnungsmitteln könnten sie die Operation bei unserem Sohn trotzdem wagen. Es hat nicht mehr geholfen. Und deswegen kam es überhaupt nicht in Frage, daß wir die Angelika auch operieren lassen, obgleich die Ärzte uns gesagt haben, daß diese Hämophilie nur bei den männlichen Familienmitgliedern bei uns vorkäme.
Deshalb wurde jede Angina mit Penizillin behandelt. Jedesmal hat sie Penizillin bekommen. Sie hat es von Mal zu Mal schlechter

vertragen, oder es hat halt immer weniger genutzt. Jedenfalls war es kaum noch zum Aushalten, sie wurde immer blasser und dünner und schwächer. Jeder kleine Wind hat sie umgepustet.
Die Mandeln waren ständig dick und vereitert, und sie kam alle Tage mit einer neuen Krankheit nach Hause. Ich bin dann mit der Angelika von einem Arzt zum nächsten, von einer Klinik zur anderen. Ich habe alles ausprobiert, was es nur gab.
Schließlich bin ich hier in die Praxis gekommen, aber ehrlich gesagt, viel Hoffnung hatte ich nicht mehr. Und da bekam die Angelika die eine Spritze in die Mandeln, und das war dann alles. Nichts als eine Spritze, die ganze Sache hat keine Minute gedauert.
Danach wurde es fast schlagartig besser. Von da an ist sie regelrecht aufgeblüht, und ihr fehlt jetzt nichts mehr. Sie ist jetzt genauso wie alle anderen Kinder in ihrem Alter. Wenn ich denke, was ich mir mit der Angelika in den Jahren alles erspart haben könnte.
Und unser Sohn könnte noch leben.«

Nicht in jedem Fall wirkt eine einzige Procaininjektion in die Mandeln mit so unfehlbarem Erfolg. Nicht immer sind die vier genannten Maßnahmen ausreichend, um eine Operation zu verhindern.
In der Medizin gibt es kein Schema und keinen Automatismus, es gibt keine Garantie und kein Gütesiegel.
Doch nur auf wenigen Gebieten der Medizin gibt es eine so große Unsicherheit und Diskrepanz in den Ansichten wie bei den Mandelerkrankungen.
Die Spannweite reicht von dem Universitätsprofessor für Hals-, Nasen- und Ohrenkrankheiten, der in einer medizinischen Fachzeitschrift angibt, selbst bei Kleinkindern (ab erstem Lebensjahr) überwiegend gleichzeitig Rachen- und Gaumenmandeln bei recht weit gestellter Indikation zu entfernen, der diese Operation für einen vorbeugenden Eingriff hält, keine Folgen befürchtet und die Operation anscheinend bei jedem Patienten ohne Ausnahme

vornehmen würde, mag er auch zu alt, schwach und krank dazu sein, bis zu dem einfachen Landarzt, der in der gleichen medizinischen Fachzeitschrift darauf antwortet und berichtet, daß er in seiner fast vierzigjährigen Arztpraxis nicht einen einzigen Fall erlebt hat, in dem eine Mandeloperation wirklich zwingend notwendig gewesen wäre.
Irgendwo dazwischen liegt die Wirklichkeit.

Kieferhöhlen

Die Schatten schwinden

Unter den Ärzten herrschte um die Jahrhundertwende allgemeine Heiterkeit, wenn die Rede auf ihren Kollegen Fliess kam, auf Dr. Wilhelm Fliess aus Berlin.

Und die Damen der besseren Gesellschaft steckten in den Salons die Köpfe zusammen, tuschelten und kicherten.

Denn Dr. Fliess pinselte die Nasenmuscheln, ganz gleich, was der Patient auch haben mochte. Er tauchte einen Wattebausch in zweiprozentige Kokainlösung und pinselte dem Patienten damit die Nasenmuscheln aus. So gut wie alle Krankheiten seien von der Nase aus beeinflußbar, dozierte er. Besser gesagt, von der Nasenschleimhaut, die er mit der Kokainlösung zeitlich betäubte.

Patientinnen mit Menstruationsbeschwerden wollte er ebenfalls auf solche Weise rasch Erleichterung verschaffen. Und tatsächlich konnten die Damen, die den Mut oder die Neugierde besessen hatten, sich von Dr. Fliess die Nase pinseln zu lassen, meistens von diesen Beschwerden befreit werden – und noch dazu von allen möglichen anderen, von der nervösen Magenstörung bis zur Verstopfung.

Wegen dieser unleugbaren Erfolge ließen sich einige Ärzte von der generellen Erheiterung über »Willi mit der Koks-Neese«, wie er in Berlin genannt wurde, nicht beirren und übernahmen die Methode.

Sie wurde ausgebaut und mit einer Theorie versehen, nach der bestimmte Gebiete des Körpers in der Art von Reflexzonen mit bestimmten Gebieten der Nasenschleimhaut in der Nasenhaupthöhle in einem direkten Zusammenhang stehen.

Denn in der Entwicklungsgeschichte des menschlichen Embryos solle zu einem frühen Zeitpunkt jedes Gebiet der Nasenschleimhaut eine Einheit mit dem dazugehörigen Reflexzonengebiet gebildet haben.
Auf ähnlichen Gedankengängen beruht übrigens die sogenannte »Nasenakupunktur«, bei der auf der Nase und an der Nase sämtliche Organe und Organfunktionen des Menschen durch Nadelung angesprochen werden sollen. Ein Verfahren, das wohl – ebenso wie die Ohrakupunktur – nur in Ausnahmefällen eine Überlegenheit gegenüber der klassischen Akupunktur besitzen dürfte.
Auch die Neuraltherapie nach Huneke nahm sich der Arbeiten von Dr. Fliess an. Als Dr. Fliess 1928 mit 70 Jahren in Berlin starb, kam gerade von den Brüdern Huneke die erste entscheidende Arbeit über »Unbekannte Fernwirkungen der Lokalanästhesie« heraus. Im Prinzip nichts anderes als das, was Dr. Fliess mit der Kokainpinselung der Nase unternommen hatte.
Bei der Neuraltherapie werden ebenfalls bestimmte Zonen der Schleimhäute in der Nasenhaupthöhle behandelt. Nicht mehr mit Kokain natürlich, sondern mit Procaininjektionen oder auch einem procainhaltigen Nasenspray. Eine schmerzhafte Regelblutung wird auch von Neuraltherapeuten durch das Einlegen örtlich betäubender Wattebäusche in die Nasenmuscheln schmerzfrei gemacht. Die Wattebäusche werden dabei mit einer zweiprozentigen Pantocainlösung getränkt.
Freunde alter Naturheilmittel können es auch mit einem Mittel versuchen, das aus dem Erfahrungsschatz eines südamerikanischen Indianervolkes stammt. Bei drohenden Erkrankungen der oberen Luftwege, aber auch bei Leiden im Genitalbereich – die Verbindung »Nase und Sexualität« ist mehr als ein Thema für Witze –, haben die Indianer einen Sud aus Teilen der Pflanze Luffa purgans gekocht und den Sud in die Nase geträufelt. Er hat im Sinne einer »Ableitung« gewirkt und einen befreienden Schleimfluß hervorgerufen. Die Luffa purgans kennt man auch bei uns, und zwar als Badeschwamm, als »Luffa-Gurke«. Die

etwas ungewöhnliche Heilwirkung dieser »Gurke« wird nun auch von europäischen Heilmittelherstellern genutzt.
Einige Ärzte haben sich nicht nur mit den Reflexzonen der Schleimhäute in der Nasenhaupthöhle beschäftigt, sondern auch mit denen der Nasennebenhöhlen. Es ist ein wenig beackertes Gebiet der Medizin. Es besitzt auch keinerlei Glanz, und man wird in keinem Roman einen Arzt als Helden finden, der sein Leben der Schleimhaut der Nasennebenhöhlen gewidmet hat.
Die Nebenhöhlen bestehen aus mehreren Knochenhöhlen: Stirnhöhlen, Keilbeinhöhlen, Kieferhöhlen und den Siebbeinzellen.
Sie sind mit Schleimhaut ausgekleidet und enthalten vom zehnten Lebensjahr an etwas Luft. Es sind nicht völlig abgeschlossene Höhlen, sie haben Verbindungen – »Fenster« – untereinander, wobei der Verbindungsgang zwischen Kieferhöhlen und Nasenhöhlen so angelegt ist, daß er nur einen Sinn erfüllen würde, wenn wir auf allen vieren gingen. Diese Verbindung ist ein Beweis mehr für unsere Abstammung von den Vierbeinern.
Die bedeutendste Nebenhöhle ist die Kieferhöhle, etwa zwischen Oberkiefer und Nasenhöhle gelegen. Angeblich soll eine Beziehung zwischen der rechten Kieferhöhle und allen allergischen Erkrankungen der Haut bestehen – sowie zwischen der linken Kieferhöhle und allen allergischen Erkrankungen der Schleimhäute. Erst die Erfahrung wird zeigen, ob das mehr ist als eine Vermutung.
Wichtiger für die Bedeutung der Nebenhöhlen dürfte die Tatsache sein, daß jedes Gewebe der Nasenschleimhäute stark durchzogen ist von feinen Nervenfasern des mittleren Trigeminusastes.
Hier kann also die Störung des vegetativen Nervs zu Durchblutungsstörungen führen, die Durchblutungsstörungen wiederum können zur Entzündung des betroffenen Gewebes führen.
Die Entzündung oder Infektion der Schleimhäute in den Nasennebenhöhlen – eine Sinusitis – entsteht jedoch in der Regel durch das Eindringen von Fremdkörpern oder Krankheitserregern in die Höhlen.

Oft sind die Zähne an einer Sinusitis der Kieferhöhlen schuld. Zahnwurzeln können durch den Oberkiefer nach oben in die Kieferhöhle eindringen, der Zahnarzt legt beim Ziehen eines Zahns eine Verbindung zur Kieferhöhle frei, und Krankheitskeime dringen ein. Oder zu tief eingebrachte Amalgamfüllungen gelangen in die Kieferhöhle, abgebrochene Wurzelspitzen oder Knochensplitter können zur Ursache von entzündlichen Vorgängen werden.

Manchmal genügt bereits ein heftiger Schnupfen oder das Schwimmen und Tauchen in schmutzigem Wasser, um eine akute Sinusitis hervorzurufen.

Es kommt zu unklaren Schmerzen im Gebiet der befallenen Höhlen, der Patient hat Fieber und leidet unter heftigen Kopfschmerzen, die erst am Abend etwas nachlassen. Die Nase ist meistens schleimig verstopft.

Mit Bettruhe, Wärmebehandlung, Schmerztabletten und Nasentropfen wird die akute Sinusitis konservativ angegangen. Nicht ganz so konservativ ist die Verabreichung von Penizillin in hohen Dosen. Dieses Penizillin hat zwar in manchen Fällen einiges bewirkt, nur die Schleimhaut der Kieferhöhle hat es nicht durchdrungen. Deshalb wird jetzt ein noch aktiveres Antibiotikum empfohlen, das Doxycyclin.

Ziel jeder Behandlung ist nicht nur die Bekämpfung der akuten Erkrankung, sondern auch die Verhinderung der häufigsten Komplikation: Folge einer akuten Sinusitis ist oft eine chronische Sinusitis.

Sie bemerkt der Patient allerdings nicht immer. Es ist gut möglich, daß er bereits eine längere Zeit an einer chronischen Sinusitis mit Schwellung der Schleimhaut oder mit eitrigen Verstopfungen der Höhle erkrankt ist, ohne sich dessen bewußt zu sein.

Denn Schmerzen sind nicht immer damit verbunden, und Anzeichen wie schlechter Mundgeruch, etwas schleimige Absonderung im Rachen und ein leichter Husten können ohne weiteres vom Patienten übersehen und nicht als Hinweis auf eine ernstere Erkrankung erkannt werden.

Bei einer chronischen Infektion der Nasennebenhöhlen solle man sich nicht erst lange mit einer konservativen Behandlung abmühen, heißt es. Sie bedürfe vielmehr, wie im Handbuch von Huhnstock und Kutscha (»Diagnose und Therapie in der Praxis«) kurz und bündig vermerkt wird, des chirurgischen Eingriffs.
Keine Operation wird wohl als erfreulicher Vorgang vom Patienten begrüßt. Eine Kieferhöhlenoperation jedoch gehört zu den besonders unerfreulichen Maßnahmen.
Im Mund wird in der oberen Backentasche die Schleimhaut abgelöst, der Knochen freigelegt, es wird gemeißelt und gebohrt, die Kieferhöhle, oft auch das Siebbein, wird ausgeräumt, es werden Durchbrüche zum Abfluß der eitrigen Absonderungen angelegt, es wird dräniert mit eingelegten Röhren und mit Tropfvorrichtungen.
Eine derart lieblose und unpräzise Schilderung der großartigen Operationsmethoden nach Caldwell-Luc, Denker, Jansen-Uffenorde, Pietrantoni-de Lima und anderen Chirurgen sollte im Interesse des geplagten Nichtmediziners verziehen werden. Ihm liegen die feineren Einzelheiten über die chirurgische Entfernung von polypös-hypertrophierten Schleimhautveränderungen aus den Nasennebenhöhlen vielleicht doch nicht so recht am Herzen.
So unangenehm und unerfreulich die Operationen für den Patienten sein mögen, für die Chirurgen müssen sie zu den durchaus positiven Erlebnissen rechnen. Denn in den Berichten über die hierbei erzielten Erfolge liest man stolze Zahlen.
Heilung wurde nach Kieferhöhlen-Siebbein-Operationen demnach – je nach berichtendem Autor – in 90, 91 oder 92 Prozent aller Fälle erreicht. Professor F. Bellmann krönte einen Bericht über Operationen dieser Art, die er nach dem Ersten Weltkrieg vorgenommen hatte, sogar mit der Zahl von 94 Prozent geheilter Patienten.
Nachzulesen in einer Untersuchung, die vor wenigen Jahren von drei Ärzten der Hals-Nasen-Ohren-Klinik der Freien Universität Berlin veröffentlicht wurde. Die Untersuchung setzt hinter die Erfolgszahlen allerdings ein unübersehbares Fragezeichen.

Hier wird sachlich berichtet über die Nachuntersuchung von 166 in der Berliner Klinik an Kieferhöhle und Siebbein operierten Patienten.

Zuerst einmal geben auch die drei Ärzte das stolze Ergebnis eigener Tätigkeit bekannt: Es wurden 99 Prozent Heilungen erzielt, ein Rekord also.

Aber dann wird klargestellt, was eigentlich in all diesen Statistiken als »Heilung« bezeichnet wird. Heilung bedeutet demnach, daß nach der Entfernung der krankhaft angeschwollenen und gewucherten Schleimhaut im Siebbein und in der Kieferhöhle keine neuerliche Wucherung aufgetreten ist.

Dieser Befund gilt für die Mehrzahl der nachuntersuchten Patienten. Bei den Patienten jedoch, die unter stärkeren Wucherungen gelitten hatten, die beispielsweise vom Siebbein aus bis in die Nasenhöhle vorgedrungen waren, blieb nach der Operation nur die Hälfte beschwerdefrei. Bei den Patienten mit Schleimhautschwellungen war in der Mehrzahl der Fälle die Schleimhautschwellung auch nach der Operation noch festzustellen. Von den dreizehn Patienten mit verfärbter Schleimhaut wiesen in der Nachuntersuchung immer noch elf diese Verfärbung auf, was einer Erfolgsquote von fünfzehn Prozent entspricht.

Wenn demnach bei einer Infektion der Kieferhöhle oder des Siebbeins ein anderes Krankheitsbild besteht als eine in der Höhle selbst krankhaft vergrößerte – zu Polypen wuchernde – oder eiternde Schleimhaut, dann ist das Ergebnis einer Operation nicht mehr so günstig.

Das wird in der Untersuchung der Berliner HNO-Universitätsklinik auch deutlich zum Ausdruck gebracht. Hoffnungen auf große Erfolge bei Operationen wegen Schleimhautschwellungen werden gedämpft. Es wird darauf hingewiesen, daß auch nach den Operationen jederzeit eine neue Schleimhautentzündung möglich ist und die Häufigkeit derartiger Ereignisse danach nicht abzunehmen scheint.

Bei den 166 Patienten, deren Operationen zwischen drei und sechs Jahre zurücklagen, wurde nicht nur nach dem Erfolg der

Operation geforscht. Man hat auch festgehalten, unter welchen Beschwerden die Patienten seit der Operation zu leiden hatten.

Die Hälfte der Patienten litt beispielsweise immer noch unter schleimigem Ausfluß im Nasenrachenraum, und ein Viertel klagte über Kopfschmerzen wie zuvor.

Die Ärzte mußten zudem Beschwerden in ihre Fragebögen aufnehmen, die sich erst nach der Operation eingestellt hatten, ohne Zweifel als Folge der Operation.

Bei diesen Beschwerden handelte es sich fast ausschließlich um neuralgische Schmerzen. Weit mehr als die Hälfte aller 166 Operierten gab einen Schmerz im Bereich der Wange an, fast immer unterhalb des Auges. Ein Drittel erklärte, seit der Operation besonders wetterfühlig zu sein und bei bestimmten Wetterlagen neuralgische Schmerzen zu verspüren. Mehrmals blieb nach der Operation ein taubes Gefühl an den Frontzähnen und an der Oberlippe zurück.

Solche Zeichen einer Nervenschädigung sind nicht weiter erstaunlich. Bei der Operation an Kieferhöhle und Siebbein werden natürlich die Nervenfasern jenes Nervs gestört, der für die Versorgung des Gebietes zuständig ist: der zweite Trigeminusast, der Nervus infraorbitalis.

Die Gefahren der Kieferhöhlen-Siebbein-Operation selbst sind nicht besonders groß. Dank der erstaunlichen Techniken und Könnerschaft der Chirurgen ist das Risiko auf ein Minimum gesenkt. Gewiß kann es bei etwas unglücklich verlaufenden Kontrastmittelfüllungen der Kieferhöhle zu Sehstörungen und zur Erblindung kommen. In der Literatur sind Todesfälle durch Embolie bei Kieferhöhlenpunktionen angegeben, und die manchmal auftretenden Komplikationen an den Operationsnarben erfordern eine Nachoperation. Aber das sind Ausnahmefälle, die allein nicht die Forderung rechtfertigen würden, von diesen Operationen abzusehen.

Sonst dürfte kein einziger chirurgischer Eingriff mehr vorgenommen werden, da es keinen einzigen chirurgischen Eingriff ohne jegliches Risiko gibt.

In dem Bericht der Berliner HNO-Universitätsklinik wird zum Schluß ein Fazit gezogen. Danach sollte beim bloßen Vorhandensein einer Schleimhautschwellung möglichst nicht mehr operiert werden, weil das nur selten eine Abhilfe bringe. In den Fällen, in denen die Wucherungen der Schleimhaut bis in die Nasenhaupthöhle eindringen, müsse man zwar ebenfalls mit häufigen Rückfällen rechnen, man solle aber trotzdem operieren, weil eine konservative Behandlung in der Regel doch nichts nütze. Die möglichen Störungen des Trigeminusnervs mit allen damit verbundenen neuralgischen Beschwerden müsse man schließlich in Kauf nehmen, wenn die Operation unumgänglich sei.

Und unumgänglich sei sie ganz gewiß in den Fällen, in denen eine chronische Sinusitis vorliege mit einer Polypenbildung der Schleimhaut oder einer lang andauernden Eiterung. Hier könne man mit sehr guten Heilungsergebnissen rechnen.

Das macht die Aussicht auf solch eine Operation nicht verlockender. Wenn der Patient auch nur eine geringe Chance besitzt, von diesem höchst unangenehmen Eingriff verschont zu bleiben, muß sie ihm geboten werden.

Er besitzt mehr als nur eine geringe Chance.

Er muß nicht unbedingt und in jedem Fall operiert werden. Vor der Kieferhöhlen-Siebbein-Operation kann ihm eine bestimmte konservative Behandlung unter Umständen in ganz kurzer Zeit völlige Beschwerdefreiheit verschaffen.

Auch die Leiden der bereits operierten Patienten muß man nicht, wie es in dem Bericht heißt, »in Kauf nehmen«.

Denn die Neuraltherapie ist imstande, dort Abhilfe zu schaffen, wo nach der Operation vegetative Nerven wie der zweite Trigeminusast gestört sind. Den an der Kieferhöhle und am Siebbein operierten Patienten, die seitdem unter neuralgischen Beschwerden leiden, sei daher dringend empfohlen, sich einer Behandlung bei einem kompetenten Neuraltherapeuten zu unterziehen. Die Aussichten auf Beseitigung der Beschwerden sind ausgezeichnet.

Aber die Neuraltherapie ist nicht immer geeignet, die Operation von vornherein zu verhindern. Hier hat sich aus der Erfahrung

eine Methode als überlegen erwiesen, die um einige Jahrtausende älter ist: die Akupunktur.
Chirurgen, die vielleicht noch eingesehen haben, daß eine Procaininjektion in vegetative Nervengebiete eine merkliche Änderung des Krankheitszustandes herbeizuführen vermag, sehen sich wahrscheinlich in ihrer Glaubensbereitschaft überfordert, wenn nun auch noch behauptet wird, einige Akupunkturnadeln könnten eine klar festgestellte chronische Sinusitis rasch beseitigen und damit die als unumgänglich erkannte Operation überflüssig machen.
Vielleicht werden einige dieser durchaus begreiflichen Zweifel beseitigt durch die Schilderung eines Falles aus der Praxis. Denn es handelt sich bei dem Patienten um einen Kieferorthopäden, dem man Kenntnisse über die Sinusitis zutrauen darf. Die Diagnose der chronischen Sinusitis wurde in seinem Fall vom Direktor einer HNO-Universitätsklinik in Westdeutschland anhand dort aufgenommener Röntgenbilder gestellt.
Aus der Sicht des Facharztes Dr. Gerd W. nahm sein Fall folgenden Verlauf:

»Ich bin damals zu Prof. X in die Universitätsklinik gegangen, um eine Routineuntersuchung machen zu lassen. Dabei hat sich herausgestellt, daß die rechte Kieferhöhle verschattet war. Im Röntgenbild konnte man die Verschattung deutlich sehen. Prof. X hat dann in Narkose bei mir eine Biopsie vorgenommen, und es stand dann fest, daß sich in der rechten Kieferhöhle ein großer, glasiger Polyp der Schleimhaut gebildet hatte.
Nun erinnerte ich mich an eine leichte Verschleimung ein Jahr zuvor, die ich nicht weiter ernstgenommen hatte. Ich hielt das damals für einen unbedeutenden katarrhalischen Infekt und behandelte ihn mit Wärme und einigen harmlosen Medikamenten.
Jetzt hatte ich also meine chronische Sinusitis, mit dem Erfolg, daß die Kieferhöhle rechts völlig zu war, wie man so sagt. Prof. X hielt eine baldige Operation für angezeigt, und wir besprachen einen Termin.

Nun hatte ich noch ganz andere Beschwerden, die mit dieser Erkrankung in überhaupt keinem Zusammenhang stehen und bei denen ich glaubte, daß eine Behandlung mit Methoden wie der Akupunktur eventuell helfen könnte. Ich ging also zu einem fachlich zuverlässigen Akupunkteur. Diese Einstellung sehe ich nicht als so ungewöhnlich an, denn gerade wir Ärzte sollten doch wissen, wie wenig festgelegt die Grenzen der Medizin sind.
Als ich dem Akupunkteur mehr nebenbei die Geschichte mit der chronischen Sinusitis erzählte, sagte er: ›Machen wir doch mal einen Versuch.‹ Ich ließ diesen Versuch über mich ergehen, als Arzt hielt ich es jedoch für einen Versuch am absolut untauglichen Objekt.
Die Akupunkturbehandlung wegen der Sinusitis wurde fünfmal durchgeführt. Danach begab ich mich wieder zu Prof. X, und es wurden neue Röntgenbilder gemacht. Als ich sie in der Hand hielt, habe ich zuerst an eine Verwechslung geglaubt.
Denn da war nichts mehr von einer Verschattung zu sehen, keine Spur von dem ganzen Polypen. Die Kieferhöhle war völlig frei.
Prof. X hat sich das Röntgenbild angesehen, dann hat er mich angesehen und achselzuckend gesagt: ›Na ja, dann lassen wir das mal mit der Operation. Fahren Sie in Urlaub.‹
Ihm ist es nicht klar, wie das passieren konnte. Mir ist es nicht klar. Selbstverständlich werde ich dieses verblüffende Ergebnis nochmals kontrollieren lassen. Was auch dabei herauskommt, die Röntgenbilder vor und nach der Akupunkturbehandlung sind so eindrucksvoll, daß man sie eigentlich jedem Chirurgen zeigen sollte, der vor einer Kieferhöhlenoperation steht.«

Sollte bei dem Patienten später doch noch einmal eine Verschattung der Kieferhöhle festgestellt werden, dann ist zu erwarten, daß er eine neuerliche, zehn Minuten dauernde Nadelung einer Operation vorzieht.
An solch einer Akupunkturbehandlung ist nichts Mystisches. Kein Weihrauch quillt aus Moxa-Kügelchen, und der Patient wird nicht über die Grundzüge des Taoismus belehrt.

Bei der Behandlung gibt es keine Geheimnisse. Für die Nadelung des Patienten mit der chronischen Sinusitis wurden beispielsweise neunzehn Silbernadeln benutzt.
Gestochen wurden fünf Punkte auf der Kopfmitte vom Hinterkopf über die Stirn bis zur Oberlippe (LG 19, 22, 23, 25 und »PdM«). Der PdM (Point de Merveille) ist ein Punkt in der Mitte des Nasensattels. Rechts und links davon gibt es im ersten Drittel der Augenbraue die beiden Punkte B 2. Zusammen ergeben sie das sogenannte »magische, vordere Dreieck«. Die Akupunkteure sind nicht ganz glücklich mit den recht blumigen chinesischen Ausdrücken, eine Schaffung sachlicher Benennungen aller Punkte, Meridiane und Punktkombinationen wird immer dringlicher. Jedenfalls ist die Wirkung dieser drei Nadeln in den Point de Merveille und die beiden B 2 bei allen Erkrankungen in den Nasennebenhöhlen von besonderer Bedeutung.
Hilfsweise kommen noch Nadeln in den linken und rechten B 1. Er liegt seitlich der Nasenwurzel, dort, wo bei Brillenträgern die Brille anliegt. Bei der Akupunktur werden in der Regel immer beide der auf den Körperhälften symmetrisch angeordneten Punkte gestochen, zuerst der Punkt auf der gesunden Seite.
Außer den Punkten 17 und 22 des »Dreifachen Erwärmers«, die hinter und vor dem Ohr liegen, wurden noch drei Punkte gestochen, die nun wirklich ziemlich weit von der Kieferhöhle entfernt sind: seitlich an der Wurzel des Zeigefingers und im Spalt zwischen Zeigefinger und Daumen.
Von den Punkten Di 2, 3 und 4 – wobei Di hier Dickdarm bedeutet, was westlich denkende Mediziner verwirren kann – ist der Punkt Di 4 zwischen Zeigefinger und Daumen der weitaus wichtigste. Dieser Punkt hat eine außerordentliche Wirkung auf sämtliche mit den Schleimhäuten in Verbindung stehende Geschehnisse.
Alle zwölf Punkte – die fünf einfach und die sieben doppelt vorhandenen Punkte – sind also mit neunzehn Akupunkturnadeln zu stechen.
Neunzehn kaum spürbare Nadeleinstiche. Sie sollten Vorrang

haben vor Skalpell, Knochenbohrer, Meißel, Raspatorium und Dränageröhren.
Mit einem Versuch ist für den Patienten nichts verloren und möglicherweise alles gewonnen.

Ohr

Methoden bei Menière

Es beginnt fast immer mit erschreckender Plötzlichkeit: Aus heiterem Himmel wird ein eben noch als völlig gesund geltender Mensch von heftigem Drehschwindel erfaßt, von Übelkeit und Erbrechen. Gleichgewichtsstörungen halten während des Anfalls an, sein Hörvermögen läßt auf einem Ohr nach, und er wird auf diesem Ohr auch von Ohrensausen geplagt, das sich meist in einem äußerst irritierenden Geräusch bemerkbar macht.

Nach Minuten, manchmal auch erst nach Stunden oder Tagen, vergeht der Anfall wieder.

Er kann sich bald wiederholen, er kann in einem Jahr wieder auftauchen, er kann auch niemals mehr in Erscheinung treten.

Wenn die Anfälle sich häufen, verschlechtert sich meist das Hörvermögen stark, und die störenden Ohrgeräusche werden zur bleibenden Irritation.

Die Anfälle haben viele Bezeichnungen, immer in Verbindung mit dem Namen »Menière«.

Nach dem Pariser Arzt Prosper Menière (1799–1862), der eigentlich Meniere hieß und dem man nur das »è« in den Namen gab, damit er richtig ausgesprochen wurde: Mäniähr.

Menière, der die Anzeichen der Erkrankung als erster genau beobachtet und geschildert hatte, konnte nicht präzise sagen, wie die Anfälle entstehen, wie die Erkrankung sich entwickelt und warum der Verlauf so verschieden sein kann. Das können die Ärzte auch heute noch nicht präzise sagen, heute, nach über hundert Jahren einer geradezu explosiven Erweiterung des medizinischen Wissens.

Zuerst muß beim Auftreten von plötzlich einsetzenden Schwindelanfällen geklärt werden, ob es sich überhaupt um einen Menière handelt. Unbedingt müssen vom Arzt oder Facharzt alle Untersuchungen vorgenommen werden, die ausschließen, daß Störungen im Gebiet des Gehirns beteiligt sind.
In Amerika sollen sieben Prozent aller Menière-Anfälle nur ein »Pseudo-Menière« sein, hervorgerufen durch spätsyphilitische Nervenschädigungen. Dieser »Lues-Menière« wird in Amerika mit ungemein hoch dosierter Langzeitbehandlung durch Antibiotika und Cortisonpräparate behandelt.
Steht fest, daß es sich um echten Menière handelt, mit anfallweisem Dehschwindel, Übelkeit, Erbrechen, Ohrensausen, Hörschwierigkeiten, Augenzittern, Blässe, Schweißausbruch – dann steht auch fest, daß der Patient eine Reihe von sehr bekannten Krankheitszeichen (Symptomen) vorweist mit kaum bekannter Ursache.
So wird es jedenfalls von Professoren auf Kongressen vorgetragen und in wissenschaftlichen Abhandlungen beschrieben. Deswegen soll man eigentlich nicht von einer Krankheit sprechen, sondern nur von Symptomen einer nicht genauer erfaßten Krankheit.
Die Symptome machen sich meist im mittleren Lebensalter bemerkbar, betreffen eher Männer als Frauen und treten vorzugsweise an einem Ohr und nicht beidseitig auf.
Als Ursache für das Auftreten der Symptome wird ein Überdruck der Lymphflüssigkeit im Innenohr angenommen.
Das wirklich verwickelt angelegte Labyrinth im Innenohr, das eigentliche Hörorgan, ist mit einer hellgelben Flüssigkeit gefüllt: der Endolymphe. Sie tritt aus den arteriellen Blutgefäßen und wird im Lymphgewebe wieder aufgesogen.
Wenn sich zuviel Endolymphe ansammelt, kommt es zum Überdruck im Labyrinth, wo sich nicht nur die Hörnerven befinden, sondern auch die Gleichgewichtsorgane.
Es ist deshalb verständlich, daß dadurch Drehschwindel, Ohrgeräusche und Hörminderung verursacht werden. Dement-

sprechend sollte die Behandlung darauf abzielen, die zu starke Ansammlung von Lymphe (Labyrinthhydrops) zu beseitigen.
Man weiß nicht genau, ob der Überdruck durch ein zu starkes Einfließen der Endolymphe zustande kommt oder durch ein zu schwaches Abfließen (Resorption) oder durch beides.
Das mangelnde Wissen um die Ursache der Störung hat ein mangelndes Wissen über die Wirkungsweise jeder Behandlung zur Folge.
Die Behandlung des Menière ist deshalb Erfahrungsmedizin – was die Medizin übrigens früher immer gewesen ist, ohne sich deswegen zu schämen.
Die Privatdozenten Dr. G. Wirth und Dr. A. Skevas von der Hals-Nasen-Ohren-Universitätsklinik Heidelberg: »Infolge der noch nicht geklärten Ätiologie (Krankheitsursache) sind alle therapeutischen Maßnahmen mehr oder weniger aus der Erfahrung heraus entwickelt worden.«
Man gibt den Patienten Beruhigungsmittel und Medikamente, die gegen Übelkeit und Erbrechen wirken sollen. Um ein stärkeres Abziehen der Lymphflüssigkeit zu erreichen, werden auch Entwässerungstabletten verordnet, oder es wird kochsalzarme Diät vorgeschlagen.
Außerdem wird mit Medikamenten behandelt, die eine Erweiterung der Blutgefäße hervorrufen. Denn eine Verkrampfung der Blutgefäße kann zuviel Blutplasma herauspressen und als Endolymphe im Gewebe des Labyrinths erscheinen.
Es gibt eine Vielzahl von Medikamenten, die eingesetzt werden. Das veranlaßte den Privatdozenten Dr. H. Stupp von der Universität Düsseldorf während eines Vortrags auf einer Ärztetagung zu der Äußerung: »Sie wissen selbst aus eigener Erfahrung, daß die Vielzahl der empfohlenen Medikamente für sich spricht und – wenn wir einmal ehrlich sind – nur unsere Unsicherheit und Unwissenheit hinsichtlich ihrer Wirkung auf die Menière-Krankheit beweist. Im Grunde genommen könnte man den gleichen Einwand auch gegen die zahlreichen operativen Behandlungsmethoden erheben.«

Tatsächlich gibt es viele chirurgische Verfahren zur Behebung der Menièreschen Symptome. Sie waren zu Beginn recht radikal und bestanden aus einer Zerstörung des Labyrinths, was selbstverständlich eine Zerstörung des Gleichgewichtsorgans und den Verlust des Hörvermögens auf dem betroffenen Ohr bedeutete.
Die Zerstörung des Labyrinths oder von Teilen des Labyrinths wurde später mit Hilfe von Ultraschall oder im Gefrierverfahren mit flüssigem Sauerstoff vorgenommen. Daß diese Operationsmethoden weder vom Verfahren noch vom zu erwartenden Ergebnis her besonders zu begrüßen sind, wird sicherlich nur von wenigen Chirurgen behauptet.
Die zweite Gruppe der Operationsverfahren bei dem Vorhandensein von Menièreschen Symptomen ist die mechanische Druckentlastung des Raums, in dem sich die Endolymphe befindet.
Das ist ganz verständlich. Weil sich in dem Labyrinth die Endolymphe stark staut – bisweilen kann es durch hohen Druck sogar zu einem Riß oder Aufplatzen kommen –, wird operativ an einer geeigneten Stelle des Labyrinths ein Schnitt geführt, die überschüssige Endolymphe abgesaugt oder eine Abflußmöglichkeit, eine Dränage, angelegt.
So einfach das Prinzip ist, so schwierig ist es, nach diesem Prinzip zu handeln. Das liegt an der komplizierten Konstruktion des Innenohrs, die hier nicht weiter erörtert werden kann.
Wird vom Chirurgen der einfachste Zugang zum Endolymphraum gewählt – etwa vom Mittelohr aus durch das sogenannte ovale Fenster –, dann riskiert er auch bei äußerst vorsichtigem Vorgehen Verletzungen von Teilen des Innenohrs, die zu einem erheblichen Hörsturz führen können, manchmal zur völligen Ertaubung. Selbst wenn sich das Gehör nach einer gewissen Zeit wieder erholen sollte, kommt es oft zur Rückkehr der Menièreschen Symptome mit Drehschwindel und allen anderen Übeln.
Geöffnet wird der Endolymphraum durch eine Punktion der Steigbügelfußplatte. Man nehme bitte das Vorhandensein einer solchen »Platte« im Ohr als gegeben hin. Man kann auch einen winzigen Nagel durch die besagte Steigbügelfußplatte stoßen und

darin steckenlassen oder aber einen spitzen Draht einführen, der ebenfalls dort belassen werden muß.

Es hat noch andere Verfahren gegeben, um an den Endolymphraum zu gelangen und ihn zu öffnen, ohne dabei das Labyrinth in der Funktion zu beschädigen. Jede neue Methode wurde freudig begrüßt und mit Enttäuschung wieder ad acta gelegt.

Beispielsweise hatte man angenommen, daß der hintere Bogengang im Labyrinth besonders unempfindlich sei und deshalb eine Öffnung und Dränage gut verkraften würde. Aber es stellte sich heraus, daß auch der hintere Bogengang durchaus empfindlich ist und ein operativer Eingriff hier zu sehr schlechten Ergebnissen führen konnte.

Man erinnerte sich schließlich an eine fast vergessene Operationsmethode, die im Jahre 1927 erstmals der Chirurg G. Portmann vorgenommen hatte.

Zuvor hatte Portmann mit Fischen experimentiert. Er fand bei einer Fischart (Leidbatis pastinaca), daß ein kleiner Sack im Labyrinthsystem, der mit Endolymphe gefüllt ist, nach außen mit dem Seewasser in offener Verbindung steht. Portmann verschloß diesen »Saccus endolymphaticus« bei den Fischen und stellte somit künstlich einen Überdruck her. Die Folge waren Gleichgewichtsstörungen bei den Fischen, wie sie bei Menière-Patienten zu beobachten sind.

Nun ging Portmann daran, bei Menière-Patienten den Saccus endolymphaticus zu öffnen und damit eine Druckentlastung herbeizuführen. Und er hatte damit häufig Erfolg.

Die Portmannsche Operation ist heute diejenige chirurgische Maßnahme, die zweifellos die meisten Vorteile von allen aufweist. Denn beim Menschen befindet sich dieser kleine Sack – mehr eine Art »Blinddarm« – so weit von den empfindlichen Sinnesorganen des Labyrinths entfernt, daß es kaum zu einer Schädigung des Gehörs oder des Gleichgewichts während einer Operation kommen kann. Es ist somit ein funktionsschonender und relativ harmloser Eingriff.

Der Chirurg setzt hinter dem Ohr am Warzenfortsatz (Mastoid) an und geht von da nach innen vor, sucht den Saccus auf und führt von da am besten (nach Dr. Stupp) einige Dränageröhrchen in den Saccus ein. Die überschüssige Endolymphe kann durch Röhrchen, die aus Polyäthylen bestehen und zuvor über einer Flamme zu feinsten Haargefäßen ausgezogen und unter dem Operationsmikroskop mit zahlreichen Löchern versehen werden, in das Zellsystem des Warzenfortsatzes abfließen.

Das alles ist jedoch nur möglich, wenn man den Saccus gefunden hat. Man findet ihn nämlich nur mühsam. Dr. Stupp gab in seinem Vortrag zu bedenken: »Ganz so einfach, wie es auf topographisch-anatomischen Zeichnungen dargestellt wird, ist es leider nicht immer. Selbst an Leichenpräparaten, die ich zu Übungszwecken hier ganz besonders empfehlen möchte, hat man oft genug Schwierigkeiten, den Saccus aufzufinden. W. House und andere Autoren geben zu, daß sie nur in 10 bis 20 Prozent aller Fälle sicher sind, den Saccus angetroffen zu haben. Andere wiederum glauben, daß bei 10 bis 20 Prozent aller Patienten überhaupt kein Saccus vorhanden ist. Meines Erachtens kann man bei größerer Routine doch in 60 bis 70 Prozent aller Fälle den Saccus ausmachen.«

Dr. Stupp nimmt an, sogar in 80 Prozent aller von ihm selbst unternommenen Operationen den Saccus richtig getroffen zu haben, obgleich sich dieser so eifrig gesuchte kleine Sack in einem ziemlich großen Gebiet aufhalten kann, nämlich in einem Bereich von etwa zehn Quadratzentimetern. Noch dazu sieht er oft nicht so aus, wie er aussehen soll. Es ist nämlich nicht, wie dem Namen nach zu erwarten wäre, ein richtiger Sack im Sinne eines Hohlraums, sondern ein Gewirr von Verdickungen und Wülsten und Gängen.

Zu schädlichen Operationsfolgen kommt es nach einer Druckentlastung über den Saccus kaum, allerdings sind auch die Operationserfolge nicht immer befriedigend. Der Drehschwindel und das Druckgefühl im Ohr verschwanden fast immer, dafür wurden manche Patienten nach der Operation von einem eigentümlichen Unsicherheitsgefühl erfaßt. Und bei 11 Prozent der Ope-

rierten kam es zur Verschlechterung des Hörvermögens, zu unverändert starken oder sogar verstärkten Ohrgeräuschen.
Trotzdem: Wenn man bedenkt, daß die Patienten zuvor bereits vergeblich mit konservativen Methoden behandelt worden waren und dieser chirurgische Eingriff darauf abzielt, nach Möglichkeit alle Funktionen des Ohrs zu erhalten, so ist diese Operation sicherlich noch die empfehlenswerteste.
Denn natürlich gibt es für die Chirurgen, die mit dieser Operation zu keinem Erfolg gekommen sind, auch die Möglichkeit zum radikaleren Eingriff.
Für die Versorgung des Labyrinths ist der achte Hirnnerv zuständig. Ein Menière ohne aktive oder passive Beteiligung des achten Hirnnervs ist nicht gut vorstellbar. Die Erkrankung wird deshalb bisweilen auch »Oktavus-Krise« genannt, Krise des Oktavus, des achten Hirnnervs.
Ständig störende oder gestörte Teile des Organismus für immer zu entfernen oder ihnen für immer die Funktionsfähigkeit zu nehmen, ist ein verbreitetes chirurgisches Denken. Doch das heißt nicht unbedingt, daß solches Denken auch jedesmal richtig ist.
Die Durchtrennung des achten Hirnnervs bei anscheinend auf andere Weise nicht zu behandelnder Menière-Erkrankung erfreut sich in der Chirurgie steigender Beliebtheit. Es ist eine komplizierte, zeitraubende Operation, wobei im Erfolgsfall das Hörvermögen und das Gleichgewichtsgefühl erhalten bleiben. Aber die ausgefallene Funktion des Nervs kann sich einmal als problematisch herausstellen.
Welche Behandlung nun richtig sein mag und welche nicht, das ist, wie Dr. Stupp in seinem Vortrag deutlich machte, bei einem so unklaren Krankheitsbild nicht sicher:
»Da ein exaktes Zahlenmaterial über die verschiedenen Behandlungsmöglichkeiten und deren Ergebnisse fehlt, muß letzten Endes jeder Arzt aus seiner persönlichen Erfahrung und Verantwortung heraus die Reihenfolge der einzuschlagenden therapeutischen Maßnahmen von Fall zu Fall entscheiden und dabei

abwägen, ob der Eingriff dem Patienten zugemutet werden kann und mit der Schwere des jeweiligen Eingriffes im Einklang steht. Einer konservativen Behandlung wird stets der Vorrang gebühren, während die schweren, zerstörenden Eingriffe für die schwersten Fälle bestimmt bleiben. Auch hier gilt als oberstes Gebot des ärztlichen Handelns: ›nil nocere.‹«

Wo auf das oberste Gebot des »Niemals schaden« hingewiesen wird, auf den Vorrang der konservativen Behandlung, auf die Gültigkeit der Erfahrungswerte – dort überrascht es auch nicht mehr, wenn ein neuraltherapeutisches Vorgehen nicht nur geduldet, sondern direkt von einer Universitätsklinik gefordert wird.

An der Hals-Nasen-Ohren-Universitätsklinik Heidelberg (Direktor Prof. Dr. med. H.-G. Boenninghaus) werden bereits die Menière-Patienten mit neuraltherapeutischen Injektionen behandelt, mit der sogenannten Stellatumblockade.

Die Injektion erfolgt an einen Nervenknoten des Sympathikus in der Halsgegend, an das Ganglion stellatum. »Hierdurch kann«, wie Dr. Wirth und Dr. Skevas erklärten, »direkt eine Wirkung am autonomen Nervensystem erzielt werden; durch Lähmung des Sympathikus erwarten wir eine bessere Durchblutung des Innenohrs.«

Diese Erwartung könnte verstärkt werden, wenn die Ärzte sich noch intensiver mit der Technik und den Möglichkeiten der Neuraltherapie befassen würden.

Immerhin verdient festgehalten zu werden: Hier praktiziert man an der Universitätsklinik nach dem neuraltherapeutischen Prinzip. Die Injektion eines Betäubungsmittels wie Procain an einen Nerv am Hals verbessert die Durchblutung im Innenohr. Das ist für viele Ärzte immer noch eine Zumutung.

Deshalb soll versucht werden, den Zusammenhang zu verdeutlichen. Die Arterie, die zu dem Labyrinth führt und für die Versorgung mit Lymphe verantwortlich ist, besitzt wenige Seitenkanäle (Kollaterale), also helfende Umwege, die benutzt werden könnten, falls der Hauptkanal versagt. Die Arterie aber kann ver-

sagen, wenn sie durch den vegetativen Nerv falsch geleitet wird und sich beispielsweise krampfartig zusammenzieht.
Der achte Hirnnerv gehört zum Sympathikus, einem Teil des vegetativen Nervensystems. Er steigt längs der Wirbelsäule nach oben und verläßt sie am siebenten Halswirbel.
Der siebente Halswirbel ist oft beteiligt an Störungen im Kopfbereich. Deshalb ist auch eine Behandlung des siebenten Halswirbels bei Menière-Symptomen angezeigt.
Und die Stellatumblockade des Sympathikus am Hals kann daher ebenfalls oft eine richtige Maßnahme darstellen. Nur sollte sie nicht als einzige neuraltherapeutische Maßnahme und noch dazu täglich angewendet werden.
Eine direkte Injektion an den Warzenfortsatz (Mastoid) hinter dem Ohr bringt möglicherweise bessere Resultate, wie auch allgemeine Procaininjektionen in die Vene eine vegetative Umstimmung erzielen können, von deren Notwendigkeit man auch in der Heidelberger Universitätsklinik überzeugt ist.
Die Behandlung des Menièreschen Symptomenkomplexes durch neuraltherapeutische Maßnahmen könnte sich vielleicht auch an anderen Universitäten durchsetzen und auf diese Weise den Boden für weitere Anwendungen des schließlich nicht auf das Innenohr beschränkten Wirkungsprinzips der Neuraltherapie bereiten.
Denn auch an anderen Universitäten ist man sich darin einig, daß ein Merkmal fast jedem Menière-Patienten eigen ist, selbst wenn er vor dem ersten Anfall als völlig gesund gegolten haben mag: die außerordentliche vegetative Labilität, eine leicht aus dem Gleichgewicht zu bringende seelische Lage, verursacht durch Streß oder persönliche Probleme.
Die Wirkung solcher Belastungen auf das vegetative Nervensystem ist offensichtlich und erwiesen.
Kommt es durch äußere Umstände oder aus eigener seelischer Kraft heraus zu einer Normalisierung der vegetativen Lage, dann ist es auch möglich, daß die Funktion wiederhergestellt wird und die Fehler sich ausgleichen: Die Menière-Anfälle bleiben

aus, die »Krankheit« verschwindet so plötzlich, wie sie aufgetaucht war.
Das macht die Erfolgsstatistik jeder Behandlung eines Menière so anzweifelbar. Denn niemand kann sagen, ob die Anfälle nicht auch von ganz allein ausgeblieben wären. Ob hier wirklich eine erzielte Beschwerdefreiheit vorliegt oder nicht viel mehr nur ein lange andauerndes beschwerdefreies Intervall.
Trotzdem sei der Fall einer Patientin geschildert, die seit nunmehr zwei Jahren keinen Anfall mehr erlebt hat. Die fünfundvierzigjährige Gräfin Elisabeth G. schildert ihren Fall so:

»In der Familie hat es das hin und wieder gegeben, und als junges Mädchen fand ich es ein bißchen affektiert, wenn meine Tante sich dramatisch benommen hat bei ihrem Menière.
Bis ich vor etwa fünf oder sechs Jahren selbst den ersten Anfall bekam. Da habe ich dann gespürt, daß man kein Theater macht und nichts von Hysterie dabei ist. Unser Hausarzt hat sich rührend bemüht und mir im Laufe der Zeit ein ganzes Arsenal von Tabletten und Dragees verordnet. Ich kann nicht sagen, daß es sich dadurch gebessert hätte. Im Gegenteil, dieses entsetzlich störende Geräusch im Ohr wurde immer stärker, und mit der Zeit ließ auch mein Gehör nach. Trotzdem machte mich jeder Krach verrückt.
Nach zwei Jahren war es soweit, und man hat eine kleine Operation bei mir gemacht, um den Druck aus dem Ohr zu nehmen. Das führte aber nur vorübergehend zu einer Besserung.
Daraufhin versuchte es unser Hausarzt mit den neuraltherapeutischen Spritzen am Hals, die ich nicht gerade gerne über mich ergehen ließ. Auch die halfen immer nur sehr kurze Zeit.
Dann kam ich eben in Ihre Praxis, und da wurden zuerst auch neuraltherapeutische Spritzen gemacht, wenn ich mich nicht irre. Und dann, als das nicht recht anschlug, begann die Serie mit Akupunktursitzungen. Ich spürte nach der dritten Sitzung, wie das wirkte, und nach fünf Sitzungen war es dann in der Tat nicht mehr notwendig, nochmals zu kommen.

Es trat kein Schwindelgefühl mehr auf, der Druck in meinem Ohr ist seitdem völlig verschwunden und, was für mich eigentlich die größte Erleichterung ist, ich kann wieder Musik hören. Das störende Geräusch im Ohr ist fort, und mein Gehör ist fast so gut wie früher.
Das geht jetzt schon zwei Jahre gut. Wie das mit den wenigen Nadelstichen passieren konnte, ist mir ein Rätsel, aber ich bin ganz glücklich über die unerwartete Wirkung.«

Der erzielte Erfolg ist dem zu verdanken, was an der Universität Heidelberg bei der Behandlung der Menièreschen Symptome gefordert wird: einer »Gesamtumstimmung des Organismus.« Diese ist auf einfachste, unschädlichste und hier auch wirkungsvollste Weise durch die Akupunktur zu erreichen.
Bei der Patientin wurde das gleiche »magische, vordere Dreieck« genadelt, das auch im Falle des Sinusitis-Patienten Verwendung fand und die Punkte an den Augenbrauen und in der Mitte des Nasensattels betrifft.
Außerdem wurden weitere 16 Silbernadeln (in die Punkte Dü 5, M 18, M 36, 3 E 22, 3 E 23, B 10, G 20 und B 10 A) gesetzt. Der einzig ungewöhnliche Punkt für einen Akupunkteur mag der B 10 A sein, denn das ist eine Art Verlegenheitsbezeichnung für einen Punkt, den es »offiziell« nicht gibt und der diese Bezeichnung nur trägt, weil er sich in der Nähe des B 10, des zehnten Punktes des Blasen-Meridians, befindet.
Schließlich wurde die zwanzigste Nadel in den KG 6 gesetzt. Eine Goldnadel. Der KG 6 ist ein Lieblingspunkt für alle Anfänger in der Akupunktur, weil er fast zauberhaft wirken kann. Nicht nur bei Drehschwindel, wie er von Menière-Patienten verspürt wird. Ein Stich mit der Goldnadel vermag auch den bei einem Blick nach oben eintretenden Schwindel sofort zu unterdrücken.
Auch für viele Patienten ist der KG 6 ein Lieblingspunkt, allerdings wegen einer anderen zauberhaften Wirkung: Er trägt nicht zu Unrecht den chinesischen Namen »Meer der Energie«, wobei es sich durchaus auch um sexuelle Energie handeln kann.

Wenn die Akupunktur Störungen wie den Menière zu beseitigen vermag, indem durch die ausgelöste Umstimmung innersekretorische Druckzustände verschwinden, dann sollte man sich die unschädliche und unblutige Methode immer dann zunutze machen, wenn irgendwo im Organismus solche innersekretorischen Druckzustände herrschen.

Was für die Neuraltherapie gilt, gilt hier auch für die Akupunktur.

Es gibt zum Beispiel eine Störung, die durch inneren Druck auf ein Organ ausgelöst wird: das Glaukom des Auges. Von einigen Professoren wird immer wieder auf diese Ähnlichkeit von Menière und Glaukom (Grüner Star) hingewiesen.

Operationen bei Menière können vermieden werden durch Neuraltherapie und noch besser durch Akupunktur. Das gleiche gilt nun auch für ein bislang gehütetes Gebiet der Augenheilkunde: die Operation des Grünen Stars.

Auge

Teil des Ganzen

Es macht einen etwas dramatischen Eindruck, und die anderen Patienten im Warteraum beobachten die Szene wie einen Bühnenauftritt: Ein Mann wird hereingeführt, Mitte Sechzig, den Kopf leicht in den Nacken gelegt, in der typischen Haltung eines Menschen, der nichts sehen kann.

Eine gute halbe Stunde später kommt der gleiche Patient aus dem Ruhezimmer in den Warteraum und verabschiedet sich vom Praxispersonal. Zielsicher schüttelt er jedem die Hand, sieht dem Gesprächspartner in die Augen und verläßt die Praxis ohne jede Hilfe. Sein Sehvermögen ist so weit wiederhergestellt, daß er sich ohne Begleitung im Haus und auf der Straße bewegen kann.

Nach etwa vier Monaten wird er wieder kommen, so gut wie blind. Und eine neuerliche Behandlung wird ihm wieder genügend Sehkraft verleihen, so daß er für einige Zeit nicht auf die Hilfe anderer angewiesen ist.

Die Behandlung: Eine neuraltherapeutische Injektion in das Gebiet hinter dem rechten und linken Augapfel. Die Erkrankung: fortschreitende Linsentrübung nach Glaukomoperationen auf beiden Augen.

»In der Augenklinik hat man mir nicht helfen können«, meint dieser Patient. »Da bin ich 'reingekommen so gut wie blind. Nach vierzehn Tagen 'rausgekommen so gut wie blind. Da ist nichts mehr zu machen, hat man mir gesagt. Und ich wette, wenn ich damals vor meiner ersten Glaukomoperation einen Versuch gemacht hätte mit der Neuraltherapie, ich würde heute noch tadellos sehen können.«

Die Wette würde er verlieren. So einfach ist das nicht. Eine globale Ablehnung der Augenchirurgie und die Ernennung der Neuraltherapie zum Universalheilmittel mit eingebauter Erfolgsgarantie ist völlig verfehlt.
Genauso verfehlt wie die globale Ablehnung der Neuraltherapie durch die Augenärzte.
Hier ist wirklich Augenmaß vonnöten, das richtige Sehen, was die Grenzen einer Therapie, aber auch, was ihre Möglichkeiten anbelangt.
Wenn man sich mit der Behandlung des Glaukoms befaßt, muß erst einmal erklärt werden, was das überhaupt ist.
Der Laie kennt das Glaukom als »Grünen Star«, und damit ist gefühlsmäßig der Begriff einer schicksalhaften und unerbittlich zu erwartenden Erblindung verbunden.
Der Star wird als »grün« bezeichnet, weil sich zu einem bestimmten Zeitpunkt der Erkrankung die Pupille nicht mehr tiefschwarz zeigt, sondern grünlich zu schimmern scheint.
Wenn die Beschwerden bemerkt werden, ist die Erkrankung oft bereits stark fortgeschritten. Der Patient sieht farbige Ringe um Lichtquellen, er sieht Nebelbilder, das Gesichtsfeld verengt sich. Nach und nach stellen die 1,2 Millionen Sehnerven im Augeninneren ihre Funktion ein, der Patient erblindet.
Er erblindet am Glaukom.
Glaukom ist eigentlich mehr ein Zustand als eine Krankheit und bedeutet das Vorhandensein eines zu hohen Augeninnendrucks. Im Augapfel befindet sich die glasklare Linse, die wir als schwarze Pupille sehen. Darüber liegt die Regenbogenhaut, die Iris, die sich wie eine Fotoblende öffnet und schließt, die Pupille also erweitert oder verengt. Geschützt werden Linse und Iris durch eine darübergestülpte flache Schale, die Hornhaut. Der Hohlraum unter dieser Schale ist angefüllt mit einer Flüssigkeit, dem Kammerwasser.
Um diese Flüssigkeit geht es beim Glaukom. Sie wird hinter der Iris in einem Gewebe produziert, im Ziliarkörper. Durch eine hintere Kammer gelangt sie in die vordere Kammer, das ist die-

ser schalenförmige Hohlraum zwischen Iris und Hornhaut. Es existiert auch ein Abflußsystem für das Kammerwasser: Dort, wo die flache Schale der gebogenen Hornhaut am Rand mit der Iris zusammentrifft, befindet sich eine Art Filter.

Das Kammerwasser sickert hinein, wird von einem kleinen Kanal aufgefangen, abtransportiert und dann von einem Blutgefäß mitgenommen. Das gesunde Filter nimmt in jeder Minute etwa zwei Kubikmillimeter Kammerwasser auf.

Da die Schale so flach ist, bildet sie am Rand mit der Iris einen flachen Winkel. Ist er zu eng, dann ist das Filter mit dem Abflußkanal abgequetscht, das Kammerwasser kann nicht abfließen, während neues vom Ziliarkörper aus in die Vorderkammer hineinfließt.

Es kommt zum Überdruck.

Bleibt dieser Überdruck über längere Zeit hinweg bestehen oder ist er außerordentlich hoch, kann es zu Schädigungen mit einer fortschreitenden Einschränkung des Gesichtsfeldes und schließlich zur Erblindung kommen.

Das Problem beim Glaukom ist also die Druckregulation. Die Professoren der Augenheilkunde sind sich fast alle einig, daß nicht ein zu starker Zufluß an Kammerwasser den Druck ausübt, sondern stets ein zu schwacher Abfluß.

Der Abfluß kann aus verschiedenen Ursachen heraus verstopft sein. Der Winkel zwischen Hornhautschale und Iris ist zu flach, die Abflußstelle also geklemmt, oder das Filter ist verklebt, der Kanal vernarbt, die Iris mit dem Abfluß verwachsen. Es bestehen viele Möglichkeiten.

Man unterscheidet das angeborene Glaukom, das primäre Glaukom und das sekundäre Glaukom.

Von Interesse ist hier nur das primäre Glaukom, das Vorhandensein eines übernormal hohen Innendrucks des Auges ohne eine erkennbare Fremdeinwirkung, wie es bei Mißbildungen des Auges oder bei bestimmten anderen Krankheiten, die bei gewissen Voraussetzungen einen Überdruck zur Folge haben, der Fall sein könnte. Jeder Mensch über vierzig sollte sich mit den Grundzügen der Glaukomerkrankung vertraut machen, denn die Gefährdung steigt mit zunehmendem Lebensalter.

Niemand weiß genau, wie viele Menschen zur Zeit an Glaukom erkrankt sind. Selbst das Statistische Amt der Weltgesundheitsbehörde in Genf, dem Millionen von Zahlenangaben aus allen Ländern zur Verfügung stehen, das mit modernsten Rechenanlagen ausgestattet ist, kann nur auf Hochrechnungen und Schätzungen verweisen.

Demnach leiden in den sogenannten zivilisierten Ländern zwei Prozent aller Menschen über vierzig an Glaukom. Auf die Bundesrepublik übertragen wäre das rund eine halbe Million.

Die Unsicherheit über die tatsächliche Zahl der Glaukomkranken hat einen ganz einfachen Grund: Mindestens 60 Prozent aller Glaukomkranken haben noch nicht die geringste Ahnung von ihrem Leiden.

Im akuten Anfall, beim plötzlich hochschießenden Innendruck des Auges, sind die Symptome deutlich: quälende Schmerzen hinter dem Auge, die über den ganzen Kopf ausstrahlen, Übelkeit, Erbrechen und panikartiges Krankheitsgefühl, das sich bis zum körperlichen Zusammenbruch steigern kann.

Viel häufiger jedoch ist die schleichende, lange Zeit unmerkliche Verlaufsform, das chronische Glaukom.

Um ein chronisches Glaukom rechtzeitig zu erkennen, müssen Vorsorgeuntersuchungen vorgenommen werden.

Vorsorgemedizin, wenn wir den Idealfall erreichen, ist die Medizin der Zukunft. Heute ist das wichtigste Ziel der Ärzte noch die Behandlung der Kranken, die gesund werden wollen. Sinnvoller aber wäre die Behandlung der Gesunden, damit sie nicht krank werden.

Scheitern würde das nicht an mangelnder Einsicht oder gar am Können der Ärzte, scheitern wird es wahrscheinlich am Patienten, der zu wenig informiert ist und eine Behandlung immer erst dann wünscht, wenn er schon erkrankt ist.

Als Beispiel dient das Glaukom: Die Augenfachärzte können nicht an allen Wohnungstüren läuten und fragen, ob dort wohl ein Mensch über vierzig wohne. Jeder gefährdete Erwachsene müßte schließlich von sich aus, nämlich aus eigener Sorge und Verantwortung für seine Gesundheit, den Weg zum Augenarzt finden und nach Möglichkeit regelmäßig seinen Augeninnendruck prüfen lassen.

Die Druckprüfung ist weder schmerzhaft noch übermäßig kompliziert. Sie muß allerdings mehrmals erfolgen, damit Vergleichswerte vorliegen. Denn mit dem Augendruck ist es etwa so wie mit dem Blutdruck: Ein einziger Wert besagt wenig. Der Druck kann sich mit der Tageszeit ändern, mit der Lage des Patienten, sogar mit seiner »augenblicklichen« Stimmung.

Gemessen wird, um wie viele Millimeter der Druck eine genau feststehende Menge einer Quecksilbersäule in die Höhe zu treiben vermag – ausgedrückt in »mm Hg« wie beim Blutdruck. Es differiert dabei individuell ziemlich stark, was als normaler oder nichtnormaler Druckwert anzusehen ist.

Der Druck von etwa 15 mm Hg wird zwar als normal bezeichnet, manche Menschen können aber einen Normaldruck von 10 oder auch von 20 mm Hg aufweisen. Es ist also möglich, daß der Druck von 20 mm Hg einmal als Zeichen der Gesundheit gewertet werden muß, ein andermal als Zeichen für ein Glaukom, und zwar dann, wenn der Patient normalerweise einen Druck von nur 10 mm Hg besitzt und die 20 mm Hg für ihn eine Verdoppelung bedeuten.

Allgemein wird ein Augeninnendruck von über 25 mm Hg als ziemlich sicherer Hinweis für ein Glaukom angesehen.

Für kurze Zeit kann auch ein Gesunder den Druck auf 40 oder 50 mm Hg steigen lassen, indem er zum Beispiel die Augenlider zusammenkneift, den Atem anhält und einen Preßdruck ausübt wie beim harten Stuhlgang oder bei Geburtswehen. Auch durch extreme seelische Erregungen und selbstverständlich beim ungewohnten Kopfstand wird der Druck übermäßig erhöht sein, ohne deswegen als Glaukom interpretiert werden zu müssen.

Wie es möglich ist, den Druck absichtlich zu erhöhen, so kann man ihn auch etwas senken. Ruhige Atmung, autogenes Training

vermögen das. Auch im Schlaf wird die Produktion von Kammerwasser gedrosselt und somit das Druckverhältnis gebessert.
Kaffee, nicht in absurder Stärke gebraut und in Maßen getrunken, schadet entgegen allgemein herrschender Ansicht dem Glaukomkranken überhaupt nicht, und Alkohol ist sogar eine fachärztlich verordnete Medizin.
Ein Schnaps, eine Halbe Bier, am vernünftigsten und gesündesten jedoch ein Schoppen Wein am Abend, sind geeignet, den Augeninnendruck merklich zu senken. Um etwa 20 Prozent läßt sich dadurch der Druck verringern. Wer am Abend einen guten, reinen Weißwein trinkt und danach schlafen geht, wird eine echte Druckerleichterung im glaukomkranken oder glaukomgefährdeten Auge verspüren.
Schon *ein* Viertel Wein bewerkstelligt die Drucksenkung, und man kann durch Weitertrinken nicht auch ein Weitersinken erreichen. Im Gegenteil, eine übermäßige Flüssigkeitsaufnahme in allzu kurzer Zeit ist für jeden Glaukomkranken schädlich. Deshalb darf die Aufforderung an alle Menschen über vierzig, ihren Augen zuliebe abends vor dem Schlafengehen noch einen Schoppen guten Weißwein zu trinken, nicht als Aufforderung zum Alkoholismus mißverstanden werden.
Natürlich müssen Leberkranke ihre Leberwerte beachten. Diabetiker können trockene und ausgezeichnete Diabetikerweine wählen.
Doch leider ist der Schoppen Wein nicht das einzige Medikament, das der Augenarzt dem Glaukomkranken verordnet.
Wird beim Patienten ein zu hoher Augeninnendruck festgestellt, erhält er Mydriatica oder Miotica, je nach Zustand und nach Art des Glaukoms. Mydriatica und Miotica sind zwei Gruppen von Medikamenten, die genau entgegengesetzte Wirkungen haben: Mydriatica erweitern die Pupille (indem sich die Iris an den ringförmigen Außenrand zurückzieht), Miotica verengen die Pupille (indem die Iris sich vom Außenrand her in die Mitte ausdehnt.)
Mit dem Verändern der Iris, mit dem Öffnen und Schließen der

kreisrunden Blende, sollen die Abflußschwierigkeiten am Rand der Iris behoben werden, am »Kammerwinkel«.
Das klappt aber nur, solange die eingegebenen Medikamente wirken. Eine Dauermedikamentierung jedoch kann zu unangenehmen Nebenwirkungen führen. Und je wirkungsvoller diese Medikamente sind, um so stärker ist die Bedrohung durch die Nebenwirkungen.
Bisweilen stellt sich heraus, daß man dem Patienten nicht ein pupillenerweiterndes Mydriaticum hätte geben sollen, sondern ein pupillenverengendes Mioticum, oder umgekehrt. Dann kann aus einem chronischen Glaukom mit langsamer Verschlechterung plötzlich ein akutes Glaukom mit drohendem Verlust der Sehfähigkeit werden.
Das ist bisher die einzig bekannte Ursache, die den Anfall eines akuten Glaukoms auslösen kann. Jeder vierte Anfall eines akuten (Winkelblock-)Glaukoms an der Universitäts-Augenklinik Würzburg konnte auf die Einnahme von Mydriatica und Miotica zurückgeführt werden.
Bei allen übrigen Anfällen blieb die auslösende Ursache dagegen unbekannt. Ebenso unbekannt blieb, warum Frauen diese eine Glaukomform (akutes Winkelblock-Glaukom) doppelt oder gar dreimal so häufig erleiden wie Männer und warum diese Glaukomform ausgerechnet im November öfter auftritt als in den anderen elf Monaten des Jahres.
Unbekannt ist, warum bei etwa 20 Prozent aller Menschen eine Veranlagung zum Glaukom vererbt wird.
Bekannt ist immerhin, daß die dauernde Behandlung des Glaukoms mit den üblichen Medikamenten zu Problemen führen kann. Bisweilen werden die Augen auch mit Digitalispräparaten medikamentös behandelt. Digitalis verändert, wenn es für längere Zeit oder in größerer Dosis eingenommen wird, nicht nur die Empfindlichkeit der Netzhaut für die Farben Grün, Gelb und Orange, es vermindert auch – ebenso wie die meisten Mydriatica und Miotica – die Fähigkeit des Auges, sich rasch auf den Wechsel von Hell und Dunkel umzustellen. Für den Autofahrer in der

Nacht unter Umständen lebensgefährlich. Digitalis verursacht manchmal auch den Ausfall des zentralen Gesichtsfeldes. Genau in der Mitte des Sehfeldes entsteht also ein blinder Fleck. Ein Auto oder Fußgänger, die sich genau frontal vor dem Autofahrer befinden, werden von ihm in dieser Situation überhaupt nicht wahrgenommen.

Eine weitere Gruppe von Medikamenten, die sich bis vor kurzer Zeit in der Behandlung von Augenerkrankungen einer gewissen Beliebtheit erfreuten, sind die Cortisonpräparate. Die Nebenwirkungen von Cortison und seinen Abkömmlingen auf den gesamten Organismus wurden bereits erwähnt, sie machen sich natürlich am empfindlichen Auge besonders bemerkbar. Sie können über die zentrale Netzhaut erhebliche Sehstörungen hervorrufen und nicht mehr zu behandelnde Infektionen auslösen. Seit zehn Jahren gibt es in der Augenheilkunde eine neue Krankheit: den »Cortison-Star«.

Und es gibt das Cortison-Glaukom. Selbst wenn nur ein Auge mit Cortison behandelt wurde, kann auch das zweite Auge über den Tränenweg miterkranken. Jeder dritte Patient soll die erbliche Veranlagung zur Druckerhöhung durch Cortisonpräparate besitzen. Die Bedenken gelten, wenn auch in weit geringerem Maße, wohl gleichfalls für das älteste aller Glaukommedikamente, das seit über hundert Jahren verschriebene Pilocarpin. Das schwächste aller Medikamente, das gerade noch eine druckregulierende Wirkung beim Patienten ausübt, muß darum das Medikament der Wahl sein.

Die nicht immer ermutigenden Ergebnisse einer auf längere Zeit ausgerichteten medikamentösen Glaukombehandlung sind für den Augenchirurgen mit ein Argument für die Notwendigkeit einer Operation.

Augenchirurgen sind die Feinmechaniker unter den Chirurgen. Oder, um es sozial zu »veredeln«: Sie sind die Juweliere unter den Chirurgen.

Es sind die Spezialisten mit dem Hauch des Elitären. Nicht zu Unrecht, denn das Gebiet der Augenchirurgie ist wahrhaftig äußerst diffizil und kann nicht von einem allgemeinen Chirurgen so nebenbei noch beherrscht werden.

Die allerersten chirurgischen Versuche, ein Glaukom zu beheben, also operativ die Abflußschwierigkeiten in der Vorderkammer des Auges zu beseitigen, wurden 1830 (Mackenzie) erfolglos unternommen. Es sei denn, man findet eines Tages heraus, daß vielleicht die alten Ägypter mit ihrem erstaunlichen medizinischen Wissen und Können bereits ähnliche Versuche unternommen hatten, etwa bei der berühmten Königin Nofretete mit der fehlenden linken Iris und Linse.

Die ersten erfolgreichen Glaukomoperationen wurden in den Medizinischen Journalen des Jahres 1857 gemeldet, und um die Jahrhundertwende gab es schon zahllose Veröffentlichungen über dieses Gebiet mit der Schilderung einer ganzen Reihe von Operationsmethoden.

Diese verschiedenen Operationsmethoden wurden wiederum abgewandelt und ab 1960 noch verfeinert durch die Verwendung raffiniert konstruierter Augenmikroskope. Die mikrochirurgische Technik erlaubte natürlich weitere Operationsmethoden, die zu den alten noch hinzukamen.

Die neueste, erst 1974 in den USA in größerem Umfang gewagte Technik ist die Lasertechnik. Dr. Hugh Beckmann vom Sinai Hospital in Detroit hat beim akuten Glaukom mit einem Laserstrahl von der Dauer einer sechstausendstel Sekunde ein Loch in die Iris des Patienten »geschossen« und somit für einen Abfluß des Kammerwassers gesorgt. Beim sogenannten Weitwinkel-Glaukom hat Dr. Beckmann einen Ring von 32 Löchern in den Ziliarkörper hinter der Iris gebrannt und damit die Fähigkeit des Ziliarkörpers zur Produktion von Kammerwasser gesenkt.

Die Vorteile einer Laserstrahltechnik bei der Glaukomoperation sind offensichtlich. Es kann sicherlich nicht zur gefürchteten Infektion der Operationswunde kommen, die Operation ist rasch durchzuführen – sie dauert etwa fünfzehn Minuten –, und der Patient kann am gleichen Tag wieder nach Hause gehen. Die Operation wird sozusagen ambulant durchgeführt.

Aber es können sich möglicherweise eines Tages auch Nachteile herausstellen, da die Wirkungen und Nebenwirkungen des Laserstrahls noch nicht genügend erforscht sind. Deshalb sollte die Technik noch auf Patienten beschränkt bleiben, bei denen die bis jetzt erprobten und bewährten Operationsmethoden aus bestimmten Gründen nicht angewendet werden können.
Selten ist die Hemmung der Kammerwasserproduktion das Ziel einer Glaukomoperation. Meistens geht es darum, die natürlichen Abflußwege des Kammerwassers wieder zu ermöglichen oder neue Ableitungen künstlich zu schaffen.
Über die Erfolge solcher Operationen besteht unter den Augenchirurgen selbst wenig Einigkeit. Verfechter bestimmter Operationsmethoden haben für ihre eigene Methode immer die besseren Erfolgszahlen. Das ist durchaus verständlich. Denn die beste Operationstechnik ist immer diejenige, die der jeweilige Chirurg am besten beherrscht und von der er überzeugt ist.
So schreibt der für das Spezialgebiet Glaukom als führend geltende Direktor der Universitäts-Augenklinik Würzburg, Professor Dr. Wolfgang Leydhecker, unter der Rubrik »Erfolge«: »... Nach Filteroperationen können wir mit einer dauernden Druckregulierung bei 60 bis 90 Prozent aller Augen rechnen. Der Gesichtsfeldverfall schreitet bei Frühfällen nur bei rund 10 Prozent der Augen fort, bei Spätfällen bei 50 bis 80 Prozent der Augen, jedoch langsamer als dies ohne druckregulierende Operation geschehen wäre. Die Beurteilung der Sehschärfe ist deshalb sehr schwierig, weil die meisten Patienten im fortgeschrittenen Lebensalter sind und auch ohne Operation die Linsentrübung zugenommen hätte.
Die Zunahme der Linsentrübung ist die häufigste Ursache für die Abnahme der Sehschärfe nach der Operation. Man muß damit rechnen, daß in drei Jahren bei rund der Hälfte der glaukomoperierten Augen die Sehschärfe durch eine Zunahme der Linsentrübung abnimmt, wobei meine periphere Iridenkleisis am günstigsten abschneidet, weil die Vorderkammer bei der Operation nicht abfließt.«

Ohne genauer zu erklären, was wohl die Leydheckersche periphere Iridenkleisis sein mag, kann darauf hingewiesen werden, daß es sich um wirklich außerordentlich günstig verlaufende Operation handelt, wenn man es im gesamten Rahmen der hier angeführten Erfolge sieht.
Nicht immer bleibt nämlich das Wasser nach der Operation in der Vorderkammer erhalten, was zu Schädigungen führen muß, weil sich die Iris – in der sich keine Blutgefäße befinden – vom Kammerwasser ernährt.
Doch nicht nur bei, sondern auch nach den Operationen kann es selbstverständlich zu Komplikationen kommen, so zum Beispiel zu einer Vernarbung des neugeschaffenen Abflusses, wogegen es bisher kein sicher wirkendes Mittel geben soll. Wenn man die Vielzahl der zur Verfügung stehenden Medikamente und Operationsmethoden betrachtet und die nur von recht gedämpftem Optimismus geprägten Erfolgsberichte liest, könnte manchen Patienten ein gewisses Unbehagen überkommen.
Soll er sich nun bei einem akuten Glaukomanfall unverzüglich unter das Operationsmikroskop des Augenchirurgen begeben, wie es vielfach gefordert wird? Oder soll er sich erst den konservativen Maßnahmen zur Druckregulierung unterziehen, wie es andere zu fordern wagen? Soll er gar bereits aus Vorsorge das noch gesunde Auge operieren lassen, um dort gar nicht erst eine Drucksteigerung zu riskieren?
Der verunsicherte Patient spürt, wie sein Augeninnendruck steigt. Er ist labil, ist leicht zu verängstigen und zu beeinflussen.
Deswegen sehen verantwortungsbewußte Augenärzte auch eine der wichtigsten Aufgaben darin, den Patienten durch Gespräche und Merkblätter über die Erkrankung zu informieren und ihn mit dem oft als etwas unheimlich empfundenen Geschehen vertraut zu machen.
Die individuellen Probleme jedes Patienten sollen eingehend bedacht, seine Mentalität und sein Verhalten sollen berücksichtigt werden. Wenn es darum geht, ob operiert werden soll oder nicht, dann verlangt Prof. Leydhecker: »Auch die Einstellung des Pa-

tienten für oder gegen eine Operation ist ein wichtiger Faktor, den wir keinesfalls vernachlässigen dürfen. Psychologische und soziale Faktoren sind bei der Entscheidung für oder gegen die Operation wichtig.« Überhaupt warnt er: »Die psychologische Führung des Patienten wird oft vernachlässigt, indem er zum Beispiel über seine Krankheit nicht aufgeklärt wird oder verängstigt ist oder die Krankheit bagatellisiert.«

Hast möge der Patient vermeiden und jeglichen Streß. Ruhe und Vertrauen zum Arzt können bereits eine Besserung erzielen. So wurde bei den meisten der in eine Universitätsklinik eingewiesenen Glaukompatienten in den ersten Tagen des Klinikaufenthalts mit der damit verbundenen Fürsorge eine deutliche Drucksenkung erzielt, obgleich die bereits zuvor eingesetzte Behandlung selbst noch nicht verändert worden war. Schon die Gewißheit, ständig von Ärzten betreut zu werden, bewirkte die Senkung. Man könnte tatsächlich auf die Idee kommen, daß ein Glaukom – also der zu hohe Druck im Augeninneren – mit dem nervlichen Zustand des Patienten in Zusammenhang steht. Wie der Patient infolge seelischer Erregung erröten oder erblassen kann, wie ihm der Angstschweiß auf die Stirn treten kann oder wie ihm die Haare zu Berge stehen können – alles Auswirkungen bestimmter Reaktionen des vegetativen Nervensystems –, so kann sich auch der Augendruck erhöhen.

Warum sollten also nicht auch beim Glaukom, wo alle Anzeichen einer seelisch-nervlichen Beteiligung gegeben sind, das vegetative und zentrale Nervensystem eine überragende Rolle spielen?

Diese Frage beantwortet Prof. Leydhecker mit großer Zurückhaltung. Man dürfe das nicht so leichtfertig annehmen, wie dies oft geschehe: »Die extremen seelischen Belastungen des letzten Weltkrieges ließen Glaukomanfälle nicht häufiger werden. Wenn zentrale Einflüsse so wichtig wären, wie es immer wieder behauptet wird, dann müßten die Anfälle meist beiderseits auftreten, da die Disposition beiderseits gleich ist.«

Dem ist entgegenzuhalten, daß der letzte Weltkrieg sicherlich seelische Belastungen gebracht hat, nicht aber auf das Vegetativum wirkende Streßsituationen, wie man sie erst von der sogenannten Wohlstandsgesellschaft kennt. Die Selbstmordrate im letzten Weltkrieg war nicht so hoch wie sie etwa jetzt im »sorgenfreien« Sozialstaat Schweden ist. Alle psychischen Erkrankungen lagen damals weit unter dem heute gemeldeten Stand. Was unter dem zweifelhaften Begriff »vegetative Dystonie« zusammengefaßt wird, ist eine ausgesprochene »Wohlstandsneurose«. Überspitzt formuliert: Ausgelebte Aggressionen und eine kalorienarme Ernährung hielten die Bevölkerung damals recht gesund. Erheblich gesünder als es heute bei der nervlich und im Stoffwechsel überlasteten Bevölkerung der Fall ist. Die seit dem Weltkrieg erhöhte Lebenserwartung besagt nicht viel, sie besagt höchstens, daß es mehr kranke Alte gibt als zuvor.

Und die Tatsache, daß zunächst meist nur ein Auge vom Glaukom betroffen wird (das andere erkrankt in der Regel erst später), ist auch kein Beweis dafür, daß hier kein zentrales Nervensystem beteiligt sein kann. Selbstverständlich zeigt sich die Auswirkung einer nervlichen Fehlregulation nicht immer auf beiden Körperhälften gleichzeitig.

Bei der Trigeminusneuralgie ist das zentrale Nervensystem wohl ohne Zweifel beteiligt, aber der Anfall wird meist nur auf einer Gesichtshälfte ausgelöst, obgleich auch hier »die Disposition beiderseits gleich ist«.

Es ist nun einmal so, daß sich Fehlregulationen zuerst am schwächsten Punkt manifestieren. Und fast immer ist eines der beiden Augen eben doch ein wenig anfälliger als das andere. Diese Feststellung kann man auch als Laie treffen, wenn man beispielsweise eine Brille mit zwei verschieden starken Gläsern trägt.

Die Annahme, daß bei dem primären Glaukom das Vegetativum ein wichtiger auslösender oder mitauslösender Faktor ist, kann durch einen eigentlich recht überzeugenden Beweis gestützt werden: durch den Behandlungserfolg, der darauf zurückzuführen ist.

Das ist nicht einmal besonders überraschend oder erstaunlich.

Der Ziliarkörper, der das Kammerwasser produziert, wird beispielsweise durch Vagusnerven versorgt, die im Nervenknoten Ciliare zusammentreffen.
Dieses Ganglion ciliare wird zum Teil auch vom dritten Hirnnerv versorgt, vom ersten Trigeminusast und von Sympathikusnerven, die dem Halswirbel entspringen und nach oben zum Hirn führen.
Die Verbindung von vegetativen Nerven im Ciliare und zum Auge hin ist also sehr verflochten. Vor Wut kann man starre Augen haben, vor Schreck die Augen aufreißen, und bei seelischer Erregung weiten oder verengen sich die Pupillen.
Weil die Pupillenerweiterung oder Pupillenverengung wichtige Maßnahmen bei der Druckregulierung sind, ist der Gedanke naheliegend, sich des vegetativen Nervensystems zu bedienen, um diese regulierende Wirkung zu erreichen.
Vor zwanzig Jahren bereits hat Prof. Fontana von der Universitäts-Augenklinik Modena Glaukompatienten deshalb neuraltherapeutische Injektionen in die Bauchmuskeln gegeben, in die Nähe des Sonnengeflechts. Damit senkte er bei sechs Patienten mit akutem Glaukom den Augeninnendruck von 70 mm Hg auf 35 mm Hg, auch bei Patienten mit chronischem Glaukom erzielte er Drucksenkungen.
Es waren anerkennenswerte Versuche in der richtigen Richtung. Nur kann man sie kaum als echte neuraltherapeutische Methode bezeichnen. Die Nutzung der vegetativen Nervenbahnen zur regulierenden Einwirkung auf das Auge kann erheblich eleganter und gezielter geschehen.
Im neuraltherapeutischen Lehrbuch von Dr. J. Peter Dosch könnten vorurteilsfreie Augenärzte nachlesen, mit welchen Injektionstechniken ein entzündlicher Vorgang am Auge gebessert oder der Augeninnendruck gesenkt wird.
Es handelt sich um Injektionen mit Procain an einige Nervenknoten und Nervenaustrittspunkte. Auch ein Störfeld im Sinne einer alten Narbe oder eines verlagerten Weisheitszahns könnte an den Krankheitssymptomen des Auges schuld sein.

Operationen bei schielenden Kindern, besonders beim Schielen nach einer Diphtherie oder nach Scharlach, wurden ebenfalls in einer Reihe von Fällen durch Injektionen vermieden. Prof. Fuchs, der als Professor für Augenheilkunde in Stuttgart wirkt, bedient sich solcher therapeutischer Möglichkeiten bereits seit längerer Zeit. So behandelte er beispielsweise chronische Erkrankungen der Hornhaut: »Vorwiegend solche, die eigentlich mit keinem der sonstigen modernen Methoden noch erfolgreich angehbar sind. Es handelt sich also um Augen, die ohne neuraltherapeutische Beeinflussung entweder blind würden infolge völliger Trübung ihrer Hornhäute oder gar zugrunde gingen und der Enukleation (Entfernung des Augapfels) verfielen.« Dr. Dosch berichtet darüber: »Er erzielte bei derartig ausgesucht prognostisch ungünstigen Fällen bei 71 Patienten 45 Heilungen und 11 Besserungen. Nur 10 blieben unbeeinflußt und 5 verschlechterten sich. Für den erfahrenen Neuraltherapeuten besteht kein Zweifel, daß eine gekonnte Störfeldsuche sicher bei einem Teil der 15 Versager noch erfolgreich gewesen wäre.«
Obgleich neuraltherapeutische Injektionen wegen der engen Verflechtung von Vagus und Sympathikus auf das Gesamtvegetativum wirken, ist es dennoch möglich, je nach Krankheitsbild gezielt Injektionen einzusetzen, die die Pupille eher erweitern beziehungsweise verengen, also den Platz der bisher verordneten druckregulierenden Medikamente einnehmen könnten.
So ist eine Injektion an den Nervenknoten Stellatum am Hals mit der Wirkung eines Mioticums zu vergleichen. Wird die Injektion technisch richtig gehandhabt, dann zeigt sich nach kurzer Zeit an der Pupille das »Hornersche Zeichen« einer Verengung. Eine Injektion, die unterhalb des Augapfels nach hinten zum Nervenknoten Ciliare geführt wird, kann dagegen wie ein Mydriaticum wirken: Die Pupille erweitert sich.
Solche Injektionen sehen gefährlich aus und können, wenn sie nicht fachgerecht ausgeführt werden, auch Schädigungen hervorrufen – wenn beispielsweise am Hals nicht das Stellatum, sondern die Halsschlagader getroffen wird.

Bisweilen entsteht nach der Injektion an das Ganglion ciliare unter dem Augapfel ein Bluterguß, dem »Boxer-Veilchen« nicht unähnlich. Es sieht furchterregend aus und hat nach der Erfahrung der Neuraltherapeuten keine bleibenden Folgen, wohl aber nach der bislang noch unbewiesenen Befürchtung einiger Augenärzte.

Wenn sich die Wirksamkeit der neuraltherapeutischen Injektion zur Druckregulierung im Augeninneren nicht immer wieder in der Praxis erweisen würde, wenn Glaukomkranke nicht immer wieder den hier wirklich »sichtbaren« Erfolg liefern würden, müßten die Bedenken der fachlich weit überlegenen Augenärzte gelten. So aber ist der Neuraltherapeut direkt verpflichtet, weiterhin die als hilfreich erkannte Methode bei Glaukomkranken anzuwenden.

Er sollte es jedoch niemals ohne dic ständige Kontrolle des Augenfacharztes tun. Wäre der Patient vor die fiktive Wahl gestellt, entweder nur den Augenarzt oder nur den Neuraltherapeuten aufzusuchen, dann gäbe es keine Sekunde lang einen Zweifel: Der Patient muß zum Augenarzt. Alles andere wäre unverantwortlich.

Diese Wahl des »entweder-oder« besteht jedoch nicht. Die Möglichkeit einer Zusammenarbeit zwischen Augenarzt und Neuraltherapeut ist zumindest theoretisch gegeben.

Idealer allerdings wäre es, wenn die neuraltherapeutische Behandlung des Glaukomkranken dort durchgeführt werden würde, wo der Patient zuerst einmal hingehört, beim Augenarzt. Je nach Können des neuraltherapeutisch arbeitenden Arztes sollte es möglich sein, jeden zweiten an primärem Glaukom erkrankten Patienten durch diese Injektionen so zu regulieren, daß weder eine starke Dauermedikamentation noch eine Operation notwendig wird. Es steht jedem Augenarzt zu, daran zu zweifeln. Er sollte es jedoch nicht für unmöglich erklären. Bei einer Erkrankung, deren Ursache wissenschaftlich nicht feststeht, ist logischerweise keine Behandlungsart von vornherein als unmöglich auszuschließen.

Deshalb wäre es zu begrüßen, wenn die noch zweifelnden Augenärzte aus der allen gemeinsamen Sorge für den Patienten heraus sich mit allen gebotenen therapeutischen Möglichkeiten vertraut machen würden, und zwar nicht nur im vielleicht durch Vorurteile gefärbten Selbststudium.

Die engere Zusammenarbeit von Neuraltherapeut und Augenarzt wiederum würde jedem Neuraltherapeuten nutzen und ihm Einsichten bringen, über die nur ein in der täglichen Praxis stehender Facharzt der Augenheilkunde verfügt.

Innerhalb der Ärzteschaft sind die Augenärzte und die Neuraltherapeuten zwei von der Allgemeinheit abgegrenzte und extrem entgegengesetzte Gruppen: Augenärzte neigen dazu, alles nur vom Auge her zu betrachten, Neuraltherapeuten neigen dazu, alles nur vom Gesamtorganismus her zu betrachten.

Es ist dem leidenden Menschen zu wünschen, daß die beiden Gruppen über eine Brücke zueinander finden.

Die Brücke könnte die ältere, sanftere Schwester der Neuraltherapie sein: die Akupunktur. Bedenken gegen neuraltherapeutische Injektionen, die von manchen Augenärzten stark geäußert werden – während Dr. Dosch in seinem Lehrbuch direkt fordert: »Wer Augenkranken wirklich helfen will, muß diese Injektion (an das Ciliare) erlernen und viel anwenden!« –, diese Bedenken sind wohl nicht angebracht, wenn es darum geht, einige kleine Nadeln nicht nur in die Nähe des erkrankten Auges zu setzen, sondern auch an das Bein, an den Fuß oder an die Hand.

Das chinesische Lächeln, mit dem die Akupunktur in den westlichen Ländern von den Ärzten begrüßt worden ist, schwindet langsam. Mit sachlicheren Berichten, sachlicheren Argumenten und mit Erfolgen, die nachzuvollziehen sind, wird die Akupunktur jetzt ernster genommen.

Die Behandlung von Glaukomkranken mittels Akupunktur ist in China längst bekannt. Die fehlende Bedeutung der Behandlung liegt an dem dort anscheinend viel seltener anzutreffenden Glaukom.

In der Sowjetunion hat man ebenfalls Erfahrungen mit der

Akupunkturbehandlung Glaukomkranker gemacht. Dr. Wogralik vom Akupunkturinstitut in Gorki hat berichtet, daß man dort bei der Nadelung von konservativ – also durch Medikamente – nicht mehr zu beeinflussenden Glaukomkranken noch in 55 Prozent der Fälle eine bleibende Druckregulierung erzielen konnte.
Erst die Zusammenfassung einer größeren Anzahl von akupunktierten Glaukompatienten in der Bundesrepublik wird Aufklärung darüber bringen, ob diese Prozentzahl auch hier erreicht oder gar überschritten wird.
So muß der Einzelfall für viele stehen. Es wurde verständlicherweise einer der erfreulicheren Einzelfälle gewählt.
Der vierundsiebzigjährige ehemalige Schuldirektor Joseph K. aus München schildert seinen Fall:

»Es steht mir nicht an, festzustellen, wann ich am Glaukom erkrankt bin, da ich diese Krankheit bereits einige Zeit vor meinem ersten diesbezüglichen Besuch beim Augenfacharzt aufgewiesen haben muß. Der genannte Besuch fand vor neun Jahren im Sommer statt. Der Augendruck links war erhöht und wurde mit Pilocarpin behandelt. Nach drei Jahren wurde auch im Auge rechts ein erhöhter Druck festgestellt, und ich tropfte weiter.
Trotz des genannten Medikaments und anderer Medikamente gelang es nicht, den Druck herabzusenken. Mein höheres Lebensalter und ein nicht mehr so guter allgemeiner Gesundheitszustand ergaben sogar einen leicht ansteigenden Augendruck, der sich beidseitig um etwa 35 Millimeter Druck bewegte. Der von mir regelmäßig aufgesuchte Augenfacharzt hielt eine Operation für dringend geraten, wollte sie jedoch im Hinblick auf mein Alter und meinen etwas geschwächten Zustand wohl nicht durchführen lassen. Ich erhielt deshalb stärkere Medikamente als Pilocarpin, mußte diese jedoch wegen einiger unangenehmer Nebenwirkungen sehr bald wieder absetzen.
In dieser ausweglos erscheinenden Situation ergab ich mich bereits dem Gedanken, mein Lebensende in Blindheit verbringen zu müssen. Doch meine Frau hat eigene Initiative entwickelt,

und ich bin in die Praxis zur Behandlung mit chinesischer Akupunktur gekommen.

Ich kann mich über Akupunktur nicht weiter äußern, da ich sie kaum kennengelernt habe. Mir wurden innerhalb von zehn Minuten einige dünne Nadeln in sehr verschiedene Hautbezirke gestochen, und dann wurde ich wieder verabschiedet.

Der nächste Besuch bei meinem Augenfacharzt brachte die Bestätigung meines Gefühls, daß die Nadeln etwas Gutes bewirkt haben müßten. Der Druck auf beiden Augen war auf 20 gesunken, für mein Alter ein ganz akzeptabler Wert, wie mir gesagt wurde. Ich habe seitdem das Tropfen mit Pilocarpin eingestellt und gehe nur noch zur Kontrolle zum Augenfacharzt. Ich habe ihm übrigens für die gute Behandlung gedankt.

Ich habe ihm nicht den wahren Grund der überraschenden Wende mitgeteilt. Ich wäre überfordert, wenn man mich in den Mittelpunkt einer ärztlichen Kontroverse stellen wollte. Um dieses Verständnis möchte ich bitten.«

Bei der einmal erfolgten und so erfreulich wirkenden Akupunktursitzung erhielt der Patient insgesamt 36 Nadeln, was im oberen Grenzbereich der üblichen Anzahl liegt. Diese Nadeln lösten bei beiden Augen spontan regulative Wirkungen aus, die dem älteren Patienten unter Umständen bis an sein Lebensende eine genügende Sehkraft erhalten können. Sollte sich der Druck später nochmals erhöhen, was durchaus nicht auszuschließen ist, so kann selbstverständlich die gleiche Behandlung wiederholt werden.

Für den interessierten Akupunkteur: Die genutzten Punkte waren im Kopfbereich G 1, 4, 14, 20, B 1, 2, 10, M 1, 3 E 22, LG 21, 22, 23, PdM, 3 E 5, K S 6, Di 4, M 36, M 43, Le 2, Le 3.

Der Arzt soll informiert sein. Aber auch der Patient soll informiert sein und die Möglichkeit erhalten, durch sein eigenes Handeln selbst zur eigenen Gesundung beizutragen.

Das gilt in ganz besonderem Maße für alle Glaukomkranken. Vernünftige Mitarbeit ist unerläßlich, ein verständnisloser und interesseloser Patient ist für den Augenarzt nicht korrekt behandelbar.

Der Augenarzt andererseits muß bemüht sein, sich über jede Methode vorurteilsfrei zu unterrichten, die geeignet sein könnte, dem Patienten zu helfen.

»Es sind genügend Waffen im Kampf gegen die Erblindung durch Glaukom vorhanden. Die Aufgabe des Arztes ist es, sie zu erkennen und richtig anzuwenden«, schreibt Prof. Leydhecker am Schluß seines Buches »Glaukom in der Praxis«.

Richtig. Aber diese Waffen, um einmal den kriegerischen Ausdruck zu übernehmen, sind nicht nur im Kampf gegen die Erblindung durch Glaukom vorhanden. Und sie sind nicht auf die Waffen beschränkt, die im Arsenal der Universitäten lagern.

Daß der Arzt sie alle kennen und im geeigneten Fall anwenden möge, das ist seine Aufgabe.

Es ist das Bemühen dieses Buches.

Und meine Hoffnung. Ich setze auf die Zukunft.

Register